Schattauer

Die digitalen Zusatzmaterialien haben
wir zum Download auf www.klett-cotta.de
bereitgestellt. Geben Sie im Suchfeld auf unserer
Homepage den folgenden Such-Code ein:
OM40152

Britta Dumser | Gabriela G. Werner | Theresa Koch

Behandlung von Schlafstörungen nach Flucht- oder Migrationserfahrung

STARS – das Manual:
Sleep Training adapted for Refugees

Schattauer

Schattauer
www.schattauer.de

Gestaltungskonzept: Farnschläder & Mahlstedt, Hamburg
Cover: Bettina Herrmann, Stuttgart
unter Verwendung einer Abbildung von © Photocase/were
Gesetzt von Eberl & Koesel Studio, Kempten
Illustrationen, sofern nicht gesondert gekennzeichnet: Christine Lackner, Ittlingen
Gedruckt und gebunden von Friedrich Pustet GmbH & Co. KG, Regensburg
Lektorat: Ulrike Albrecht
ISBN 978-3-608-40152-3
E-Book ISBN 978-3-608-11989-3
PDF-E-Book ISBN 978-3-608-20604-3

Bibliografische Information der Deutschen Nationalbibliothek
Die Deutsche Nationalbibliothek verzeichnet diese Publikation in der Deutschen Nationalbibliografie; detaillierte bibliografische Daten sind im Internet über http://dnb.d-nb.de abrufbar.

Geleitwort

Schlafstörungen, wie Ein- und Durchschlafstörungen oder Albträume, treten bei nahezu allen Geflüchteten auf und sind für die Betroffenen mit starker Belastung und Beeinträchtigung verbunden. Dennoch spielen sie in der psychotherapeutischen Behandlung oft eine Nebenrolle, da darüber hinaus meist eine Vielzahl an weiteren Symptomen, wie depressive oder posttraumatische Symptome, vorliegen. Geflüchtete sind in der Regel vielfältigen psychosozialen Stressoren ausgesetzt, was mit einer ungünstigeren Prognose für die psychische Gesundheit assoziiert ist und spezialisierte Behandlungsangebote nötig macht. Obwohl der Behandlungsbedarf bei Geflüchteten daher sehr hoch ist, ist diese Personengruppe aktuell in Deutschland vor allem mit spezialisierten psychotherapeutischen Angeboten unterversorgt. Die Gründe dafür sind vielfältig. So ist der Zugang zu Psychotherapie durch sprachliche und kulturelle Hürden erschwert, und meist fehlt es an spezifischer Expertise bezüglich Schlaf und Schlafstörungen. Zudem findet die psychotherapeutische Versorgung von Geflüchteten traditionellerweise vor allem in spezialisierten Einrichtungen statt, deren Kapazitäten jedoch bei weitem nicht ausreichen. Angesichts dieser angespannten Versorgungssituation bedarf es praxisnaher und leicht anwendbarer Zugänge, die psychischer Belastung Betroffener frühzeitig und niedrigschwellig entgegenwirken, Wartezeiten für spezifische Therapieangebote überbrücken oder deren Angebot nachhaltig wirksam ergänzen.

Den Autorinnen ist es in dem vorliegenden Manual gelungen, einen solchen praxisnahen Zugang zu schaffen. Dies ist aus mehreren Gründen von enormem Wert für die Versorgungslandschaft:

Erstens rücken die Autorinnen bewusst Schlafstörungen in den Mittelpunkt der Behandlung für Menschen mit Fluchterfahrung. Die Schlafbehandlung vereint die störungsspezifische mit einer transdiagnostischen Sichtweise. So lohnt einerseits eine störungsspezifische Behandlung der Schlafstörung. Andererseits kann ein transdiagnostischer Einsatz von Schlafinterventionen bei verschiedenen oder komorbiden Störungsbildern vielfältige Schlafprobleme und teilweise zusätzliche Symptomatik verbessern. Aus meiner Sicht ist diese Perspektive speziell für die Behandlung von Geflüchteten extrem vielversprechend. Zudem ist davon auszugehen, dass für Geflüchtete in der Therapie ein initialer Fokus auf Schlafstörungen den Einstieg in die Psychotherapie deutlich erleichtern kann, da diese oft eher als körperlich denn als psychisch angesehen werden.

Zweitens ist den Autorinnen aus meiner Sicht eine vorbildliche Synthese aus Theorie und Praxis gelungen. Sie beziehen sich einerseits konsequent auf zentrale evidenzbasierte Interventionen und bringen andererseits ihren reichhaltigen Erfahrungsschatz aus der klinischen Praxis bei Refugio mit ein. So ist eine didaktisch gut aufbereitete Sitzungsfolge entstanden, die für Akteur:innen verschiedener Behandlungs- und Beratungssettings als Gesamtprogramm im Gruppensetting oder im Einzelfall eine wertvolle Werkzeugkiste zur Verfügung stellt. Das Manual ist aus meiner Sicht gut für Kolleg:innen geeignet, die neu in diesem Bereich tätig werden wollen. Hierfür bietet das Manual einen breiten Schatz an Hintergrundinformationen sowie konkrete Formulierungs- und Fallbeispiele. Zusätzlich erläutern die Autorinnen auf sehr klare Weise zentrale Grundprinzipien, die in der Arbeit mit Geflüchteten eine Rolle spielen, u.a. die Arbeit mit Sprachmittlern sowie die Berücksichtigung kultureller Besonderheiten.

Drittens ist hervorzuheben, dass die Autorinnen parallel zur Entwicklung diese Manuals bereits mit der empirischen Untersuchung seiner Wirksamkeit in einem klinischen Routinesetting (bei Refugio München) begonnen haben.

Bereits jetzt wünsche ich dem Buch eine weite Verbreitung. Ich bin mir sicher, dass das Manual sehr vielen Kolleg:innen helfen wird, ihren Beitrag für die wichtige Aufgabe der psychotherapeutischen Versorgung von Geflüchteten zu leisten, und dass es helfen wird, eine unserer wichtigsten Lebensgrundlagen, einen gesunden Schlaf, zu verbessern.

Freiburg im September 2022
Prof. Dr. Dieter Riemann, Universität Freiburg

Vorwort

In unserer therapeutischen Arbeit bei *Refugio München* sind wir tagtäglich mit Schlafbeschwerden unserer Klient:innen konfrontiert. Seit 1994 bietet *Refugio München* als Beratungs- und Behandlungszentrum Menschen mit Fluchterfahrung psychosoziale Versorgung an, um ihnen psychische Gesundheit und gesellschaftliche Teilhabe zu ermöglichen. Als spezialisierte Facheinrichtung sind wir Teil des gesundheitlichen Versorgungssystems. Dabei stoßen wir fachliche, wissenschaftliche, gesellschaftliche sowie politische Veränderungsprozesse an und setzen uns für die Bedürfnisse und Rechte von Menschen mit Fluchterfahrung ein.

Beim Thema Schlafstörungen handelt es sich um ein Dauerthema, das Betroffene sehr belastet. Gleichzeitig entsteht im therapeutischen Alltag mit unseren teils schwer traumatisierten Klient:innen, die größtenteils eine unsichere Zukunftsperspektive haben, häufig das Gefühl, ständig und »an allen Fronten Brände löschen zu müssen«. Die Schlafprobleme erscheinen im Vergleich häufig weniger drängend und kommen in den Therapien immer wieder zu kurz. So entstand im Team zunehmend der Wunsch, für dieses Thema ein eigenständiges Programm anbieten zu können. Es sollte einerseits unser Therapieangebot um eine niedrigschwellige Komponente erweitern und damit mehr Betroffenen Zugang zu einer Versorgung ermöglichen. Andererseits war das Ziel, dem Schlaf spezielle Aufmerksamkeit in der Behandlung zu widmen, die er dem aktuellen wissenschaftlichen Stand nach verdient.

Diesem Ziel folgend begann 2019 die Forschungsabteilung, im Austausch mit den therapeutischen Fachteams bei *Refugio München*, bestehende Behandlungskonzepte zusammenzutragen und auf ihre Anwendbarkeit für Menschen mit Flucht- (und Migrations-)erfahrung zu prüfen. Getragen wurde diese Arbeit von unserer Vision, die psychische Gesundheit von Menschen mit Fluchterfahrung zu verbessern, indem wir kontextsensible und bedarfsorientierte Angebote schaffen.

Wir sind stolz und dankbar, nach vielen Jahren intensiver Arbeit nun unser STARS-Manual präsentieren zu dürfen. Es entstand aus einer engen Zusammenarbeit zwischen wissenschaftlich tätigen Kolleg:innen, die zur Ausrichtung des Manuals am aktuellen Wissensstand beitrugen, und therapeutisch tätigen Kolleg:innen, deren langjährige Erfahrung in der Arbeit mit Geflüchteten die kontextsensible Anpassung der Inhalte ermöglichte. Erste Erfahrungen mit dem Manual zeigten sowohl quantitativ vielversprechende Ergebnisse als auch äußerst positive Rückmeldungen der Teilnehmenden (Dumser et al., 2023). Zum Redaktionsschluss lagen die Ergebnisse einer randomisiert-kontrollierten Studie noch nicht vor (geplante Veröffentlichung Ende 2023, registriert im Deutschen Register Klinischer Studien unter DRKS00024419).

Die Erstellung von STARS war nur als Gemeinschaftsleistung möglich, und so möchten wir an dieser Stelle unseren herzlichsten Dank aussprechen: Wir danken dem besonderen Team und damit unseren geschätzten Kolleg:innen von *Refugio München*, die uns stets unterstützen und uns durch ihre fundierten und langjährigen Erfahrungen in der Behandlung von Menschen mit Fluchterfahrung sehr hilfreiches Feedback gaben. Insbesondere danken wir Dr. Alexandra Liedl, die v. a. in den Anfangsphasen des Projekts eine tragende Rolle spielte, das Projekt dadurch erst ermöglichte und immer wieder durch ihre Erfahrung bereicherte, Barbara Abdallah-Steinkopff für die hilfreichen Austauschrunden, sowie unserer Geschäftsführung Annette Hartmann und Jürgen Soyer für die stetige Offenheit und Unterstützung unserer Ideen. Besonders danken möchten wir auch unseren Kolleg:innen Jonathan Ebert und Dott.ssa Camilla Ulivi, die das Buch durch jeweils ein Kapitel aus der Sicht ihrer Profession sehr bereichern. Darüber hinaus danken wir allen Kolleginnen unserer Forschungsabteilung, die uns inhaltlich und organisatorisch bei der Durchführung der Gruppen mit großem Engagement unterstützt haben, insbesondere Elena Taurini und Katharina Bernhard. Ebenso danken wir unseren dänischen Kolleg:innen vom *Competence Center for Transcultural Psychiatry*, insbesondere Ida Poschmann für das Teilen ihrer großen Expertise in der Behandlung von Albträumen bei Geflüchteten. Ein großes Dankeschön geht auch an unseren langjährigen Sprachmittler für Dari, Baryalei Rahmany, der all unsere Gruppen von Anfang an mit hoher Kompetenz begleitete und uns neben der Sprache besonders wertvoll als (Schlaf-)Kulturmittler zur Seite stand. Unsere Arbeit wurde u. a. durch den Asyl-, Migrations- und Integrationsfonds (AMIF) der EU finanziert, auch hier: herzlichen Dank!

Ein besonderes Dankeschön geht auch an Prof. Thomas Ehring an der Ludwig-Maximilians-Universität München, der alle Projekte unserer Forschungsabteilung bei *Refugio* von Beginn an mit viel Vertrauen und Expertise unterstützt und so die fruchtbare Verzahnung zwischen Wissenschaft und Praxis ermöglicht.

Schließlich gilt unser besonderer Dank den Klient:innen von *Refugio München*, die uns ihr Vertrauen geschenkt und an den bisherigen STARS-Gruppen teilgenommen haben. Durch ihre hilfreichen Rückmeldungen konnten wir viel von ihnen lernen und so das Manual noch stärker an die Bedürfnisse betroffener Personen anpassen.

Durch die Verbesserung des Schlafs hoffen wir, dass STARS für Betroffene einen Beitrag dazu leisten kann, die notwendige Energie und Hoffnung zu finden, sich nach der (erzwungen) Migration in Deutschland ein friedliches und zufriedenes Leben aufzubauen.

München im September 2022
Britta Dumser, Gabriela G. Werner und Theresa Koch

Inhalt

I. THEORETISCHE GRUNDLAGEN

III. DAS MANUAL STARS

ANHANG

Teil I

Theoretische Grundlagen

1 Einführung

Deutschland – ein Schlummerland?

Schlafmangel war in Lagos nie ein Thema für mich, ungeachtet des tropischen Klimas, das aggressive Malaria-Moskitos züchtet, die nachts bizarre Melodien in die Ohren singen und in die Haut beißen. Dann kam München, eine Stadt, deren Bedingungen ideal fürs Schlummern sind. Die Stadtbewohner haben alles, was einen guten Schlaf fördern kann: natürliche Kälte, die Mücken vertreibt, und Polizisten, die immer wachsam sind, um Übeltäter zu verscheuchen. […] Anfangs war das kalte Klima für mich wie ein Schlafbeschleuniger. Mittlerweile zähle ich aber zu jenen, die versuchen zu schlafen. Der Körper liegt reglos, aber das Gehirn ist hellwach. Manchmal fühlt es sich an wie ein Kampf zwischen Geist und Fleisch. […]

Es ist, als nehme man den Tag mit in die Nacht. Den alten und den neuen, mit Aufgaben, an denen man zu scheitern fürchtet.

Wäre ich in Nigeria, würde ich die Schuld den Dorfbewohnern zuschieben, deren dämonische Aura einen um den Schlaf bringt. In Bayern ist eine Lösung, einen Schlafdoktor aufzusuchen, der den Körper untersucht. Beruhigungstee und Nasentropfen wurden so zu ständigen Begleitern.

Olaleye Akintola[1]

Geboren 1982 in Lagos, stammt er aus Nigeria. Bis 2015 arbeitete er dort für Zeitungen und Magazine, ehe er aufgrund seiner Recherchen unter Druck geriet und nach Durchsuchung seines Materials nach Deutschland floh.

---

1 Auszug aus seiner SZ-Kolumne vom 16.04.2021 (abgerufen unter: https://www.sueddeutsche.de/muenchen/muenchen-kolumne-schlafprobleme-1.5265916) sowie aus dem SZ-Autorenverzeichnis

1.1 Relevanz von Schlafstörungen bei Personen mit Flucht- oder Migrationserfahrung

Schlafstörungen, wie Ein- und Durchschlafstörungen oder Albträume, stellen bei Menschen mit Fluchterfahrung die am häufigsten berichtete Symptomatik dar. Bei Personen mit Flucht- oder Migrationserfahrung handelt es sich um eine äußerst heterogene Gruppe, die sowohl Binnenvertriebene, Asylsuchende, Personen mit Flüchtlingsanerkennung, als auch Personen mit Migrationshintergrund umfasst. Entsprechend sind Untersuchungen zur genauen Prävalenz schwierig. Hinzu kommen abweichende Untersuchungskriterien in den Studien. Je nach Studie bewegt sich die Prävalenz von Schlafstörungen bei Personen mit Fluchterfahrung weltweit im Bereich um 38 % bis 52 % (Lies et al. 2019). Die Prävalenz übersteigt damit deutlich die der Allgemeinbevölkerung (ca. 10 %; Ohayon, 2002; Ohayon & Reynolds, 2009). Unter denjenigen Personen mit Fluchterfahrungen, die eine Behandlung aufsuchen, berichten mit 96 bis 99 % beinahe alle Personen Schlafstörungen; davon ca. 75 % im Schweregrad einer mittleren bis schweren klinisch bedeutsamen Insomnie (Lies et al., 2019; Sandahl et al., 2017). Schlafstörungen stellen somit ein sehr häufiges Anliegen im Behandlungs- und Beratungskontext dar.

Schlafstörungen gehen mit einem hohen Leidensdruck und deutlichen Funktionseinschränkungen einher (Lies et al., 2019). Im Zusammenspiel mit vielfältigen Herausforderungen in Folge des Migrations- und Integrationsprozesses und der damit einhergehenden Postmigrationsstressoren (z. B. fehlende Arbeitserlaubnis, Sorge um Angehörige im Herkunftsland, unsichere Zukunftsaussichten) führen Schlafstörungen häufig zu einem besonderen Ausmaß an Belastung. Betroffene klagen z. B. über starke Konzentrationsprobleme, Reizbarkeit im Alltag und fühlen sich häufig zu erschöpft, um Aktivitäten oder Alltagsaufgaben angemessen nachzugehen.

Nicht nur hinsichtlich der hohen Auftretenswahrscheinlichkeit und Belastung spielen Schlafstörungen in der Beratung und Therapie mit Menschen mit Fluchterfahrung eine zentrale Rolle. Häufig werden Schlafstörungen initial als ein zentraler Anmeldegrund für psychotherapeutische Behandlung angegeben. Sie stellen im Vergleich zu posttraumatischer oder depressiver Symptomatik eine wenig stigmatisierte Problematik dar, über die sich zu Beginn einer Behandlung vergleichsweise leicht ins Gespräch kommen lässt. Gleichzeitig zeigt die klinische Praxis bei *Refugio München*, dass Schlafstörungen über den Verlauf einer Behandlung häufig ein Dauerthema darstellen, das sich nicht leicht lösen lässt. Auch am Ende einer sonst erfolgreich verlaufenen Therapie bleiben nicht selten Schlafstörungen bestehen. Diese klinische Beobachtung deckt sich mit zahlreichen Studienergebnisse, die zeigen, dass Schlafstörungen, z. B. nach andernfalls erfolgreicher Behandlung der Symptomatik der Posttraumatischen Belastungsstörung, bei ca. der Hälfte der Betroffenen nicht klinisch relevant gebessert sind und als Restsymptomatik bestehen bleiben (Pruiksma et al., 2016; Zayfert & DeViva, 2004).

1.2 Gründe für einen Fokus auf Schlafstörungen

Schlafstörungen weisen hohe Prävalenzen auf und bleiben häufig als Restsymptomatik nach erfolgreicher Behandlung anderer psychischer Erkrankungen bestehen. Dennoch spielen sie in der psychotherapeutischen Behandlung häufig eine Nebenrolle. Dies rührt insbesondere daher, dass sich Klient:innen (mit Fluchterfahrungen) selten ausschließlich mit Schlafstörungen zur Behandlung vorstellen. Meist treten sie neben einer Vielzahl weiterer Symptome beispielsweise im Rahmen einer depressiven Störung oder Posttraumatischen Belastungsstörung (PTBS) auf. Lange Zeit wurden Schlafstörungen folglich als sekundäre Symptome betrachtet, in diagnostischen Manualen nur als Begleiterscheinungen aufgeführt und meist nicht als separate Störung diagnostiziert (American Psychiatric Association, 2013; Spoormaker & Montgomery, 2008). In der Folge sind spezifische Behandlungsansätze für Schlafstörungen trotz vielfacher Evidenz für ihre Wirksamkeit, vor allem bei zeitgleichem Auftreten anderer psychischer Erkrankungen, bis heute wenig in der Behandlungslandschaft verbreitet. Es fehlt an Wissen und Sensibilisierung für die Thematik.

Forschungsergebnisse der letzten Jahre legen jedoch nahe, Schlafstörungen in den Fokus der Behandlung zu rücken. Schlafstörungen zeichnen sich zunehmend als transdiagnostischer Faktor und zugrundeliegender Mechanismus für die Entstehung und Aufrechterhaltung einer Vielzahl psychischer Störungen ab (Harvey, 2008). Im Bereich der Depressionsforschung zeichnen sich Schlafbehandlungen immer mehr als vielversprechend zur Behandlung und Prävention depressiver Symptomatik ab (Riemann et al., 2020). Im Rahmen einer PTBS können traumatische Erfahrungen auslösend für das Auftreten von Albträumen und Ein- und Durchschlafstörungen sein. Gleichzeitig zeigt sich, dass Schlafstörungen wiederum andere posttraumatische Symptome aufrechterhalten bzw. verstärken (Spoormaker & Montgomery, 2008; Werner et al., accepted). Entsprechend ist eine Verbesserung des Schlafs zugleich vielversprechend für die Gesamtbehandlung, z.B. der PTBS oder Depression (Biggs et al., 2020). Daher ist es umso wichtiger, Schlafstörungen separat zu diagnostizieren und zu behandeln. Erste Daten zeigen, dass Zusatzangebote für Schlafstörungen bei der Behandlung von PTBS-Patient:innen die Schlafsymptomatik erfolgreicher verbessern als eine rein Trauma-fokussierte Therapie (Talbot et al., 2014).

Die Behandlung der Schlafstörung bringt zusätzliche Vorteile gegenüber der Behandlung anderer psychischer Störungen mit sich: Sie ermöglicht einen vergleichsweise niedrigschwelligen und wenig stigmatisierten Einstieg in psychotherapeutische Behandlungskonzepte. Zudem ist sie, nach entsprechender Schulung, von einem breiteren Fachpersonal anwendbar. Auch eine Durchführung im Gruppensetting bietet sich an und ermöglicht, mehr Betroffene zu erreichen. Folglich kann durch die Behandlung von Schlafstörungen in einem ersten Schritt ressourcensparend die psychische Belastung für Betroffene verringert werden. Dieser Vorzug ist insbesondere in der Behandlung von Menschen mit Flucht- und Migrationserfahrung, die teils eingeschränkten Zugang zur Regelversorgung haben, von großem Wert.

1.3 Besondere Herausforderungen bei Menschen mit Fluchterfahrung

Während der Flucht konnte ich oft nachts nicht schlafen, weil wir um diese Zeit weitergehen oder uns verstecken mussten. In meiner Zeit in Serbien hatte ich dann viele Albträume. Ich habe nachts oft laut geschrien. Wir waren viele im Lager, und ich durfte nicht stören oder auffallen. Ich habe deshalb alles gemacht, um wach zu bleiben. Stattdessen habe ich tagsüber versucht, ein paar Stunden zu schlafen. Seit ich in Deutschland bin, lebe ich im Camp, darf nicht arbeiten und habe nichts zu tun. Ich bin den ganzen Tag im Bett. Nach dem Frühstück nehme ich zwei Schlaftabletten, um etwas zu schlafen und nicht den ganzen Tag zu grübeln. Nachts schlafe ich bis ca. 4:30 Uhr nicht.

Wie das Zitat eines jungen Manns aus Afghanistan verdeutlicht, hängen bei Menschen mit Fluchterfahrung häufig Faktoren, die sowohl zur Entstehung als auch zur Aufrechterhaltung der Schlafstörungen beitragen, eng mit der Flucht- oder Migrationsgeschichte zusammen. In der klinischen Praxis sind auch deshalb einige Besonderheiten zu berücksichtigen:

- **Hohe Komorbidität und Symptomschwere:** Schlafstörungen treten bei Menschen mit Fluchterfahrung häufig komorbid mit anderen psychischen Störungen, wie PTBS oder Depression, auf oder sind besonders stark ausgeprägt. Viele Geflüchtete, die eine Behandlung aufsuchen, berichten zudem von verschiedenen, zeitgleich auftretenden Schlafstörungen, wie in dem oben beschriebenen Fallbeispiel (z. B. insomnische Beschwerden, Albträume, verschobener Schlaf-Wach-Rhythmus). Für die Entstehung und Aufrechterhaltung der Problematik spielen teils traumatische Erfahrungen vor oder während der Flucht eine zentrale Rolle.
- **Anhaltende Stresssituation:** Nicht weniger wichtig sind die anhaltenden Postmigrationsstressoren, z. B. unsicherer Aufenthalt/unklare Zukunftsperspektive, eine fehlende Arbeitserlaubnis und damit einhergehende fehlende Tagesstruktur und eine ungünstige Schlafumgebung, z. B. durch die Unterbringung in Mehrbettzimmern mit hoher Lärmbelastung, Unsicherheitsgefühlen und wenig Komfort.
- **Kulturell geprägte Krankheits- und Behandlungskonzepte:** Darüber hinaus können in Bezug auf Schlafstörungen kulturell/kontextuell geprägte Modelle von Krankheit und Behandlung bestehen, die zu Missverständnissen innerhalb einer medizinisch-psychologischen Behandlung führen können (→ Kap. I.3).

Diese speziellen Aspekte sind in den bislang bestehenden Behandlungsmanualen zu Schlafstörungen nicht enthalten. Das vorliegende Behandlungsmanual STARS versucht diese (flucht- bzw. migrationsspezifischen) Anforderungen an die Behandlung nach aktuellem wissenschaftlichem Standard zu berücksichtigen.

2 Theoretischer Hintergrund zu Schlafstörungen

2.1 Basiswissen Schlaf

Für das Verständnis und die Behandlung von Schlafstörungen ist es zunächst wichtig, sich ein Basiswissen zu Schlaf anzueignen. In Bezug auf das Thema kursieren hartnäckige Mythen und Halbwahrheiten: »Jeder Mensch braucht acht Stunden Schlaf«, »Der Schlaf vor Mitternacht ist der Beste«, »Alle Menschen sollten zur gleichen Zeit zu Bett gehen«, »Mehrmals in der Nacht aufzuwachen ist ein ernstes Zeichen von Schlafstörungen«, oder »Mit Alkohol kann ich besser schlafen«. Um solchen Überzeugungen sinnvoll entgegenwirken zu können, ist ein grundlegendes Wissen essenziell.

2.1.1 Schlafstadien und -architektur

Schlaf wird definiert als ein reversibler Zustand, welcher durch eine geringe motorische Aktivität und Reaktionsbereitschaft gekennzeichnet ist (Stuck et al., 2018). Es gibt vier Schlafstadien, die sich in drei Bereiche unterscheiden lassen: Augenbewegungen, Gehirnaktivität in bestimmten Frequenzbereichen sowie im Muskeltonus (Iber et al., 2007). Die vier Schlafstadien werden innerhalb einer Nacht in Zyklen ca. vier- bis fünfmal durchlaufen. Der Ablauf der Schlafstadien wird häufig in einem sogenannten Hypnogramm dargestellt (→ Abb. 1).

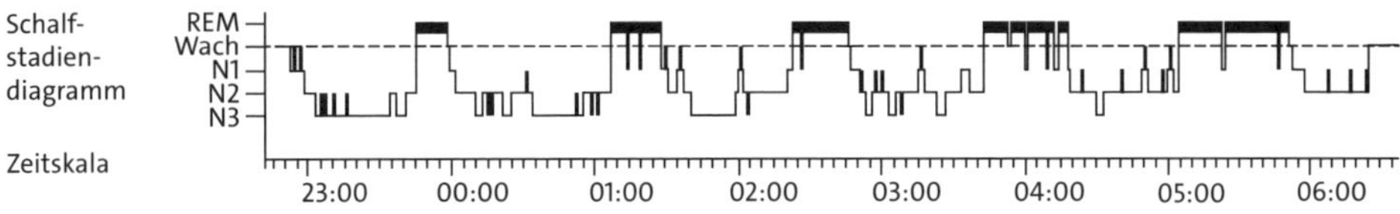

Abb. 1: Hypnogramm bzw. Schlafphasen im Verlauf einer Nacht (mod. nach Stuck et al., 2018).

Ein Zyklus dauert ca. 90 Minuten. Bei gesunden Personen tritt nach dem Einschlafen normalerweise zunächst Schlafstadium N1 auf, welches auch als Leichtschlaf bezeichnet wird und meist nur wenige Minuten andauert. In diesem Schlafstadium können Personen leicht geweckt werden; sie geben dann häufig an, noch nicht geschlafen zu haben. Schlafstadium N1 tritt auch als Übergangsstadium im Verlauf der Nacht häufiger auf. Danach folgt Schlafstadium N2, welches vor allem mit verschiedenen Gedächtnisprozessen in Zusammenhang gebracht wird und insgesamt ca. 50 % unseres Schlafes in einer Nacht ausmacht. Es ist gekennzeichnet durch eine leicht erhöhte Weckschwelle sowie spezifischer Charakteristika in der Gehirnaktivität. Im Anschluss daran erfolgt der Übergang zum Tiefschlaf (Stadium N3). Aufgrund der sehr langsamen Wellen in diesem Stadium wird es auch *slow wave sleep* (SWS) genannt und wird ebenfalls mit Gedächtnisprozessen sowie körperlichen Wachstums- und Erholungsprozessen in Zusammenhang gebracht. Das vierte Stadium ist der sogenannte REM-Schlaf. Er tritt meist nach dem Tiefschlaf auf und ist vor allem durch unregelmäßige, schnelle Augenbewegungen (den sogenannten *rapid eye movements;* REMs) gekennzeichnet. Dieses Schlafstadium wird häufig auch als Traumschlaf bezeichnet, weil in diesem Stadium bizarre und emotionale Träume auftreten, welche gut erinnerbar sind. Träume treten auch in anderen Schlafstadien auf (z. B. N3), jedoch ähneln diese Träume eher normalen Gedankengängen. In der ersten Nachthälfte tritt meist mehr Tiefschlaf auf, wohingegen in der zweiten Nachthälfte die REM-Schlafphasen länger andauern. Weil dem Tiefschlaf eine starke Erholungsfunktion zugeschrieben wird, wurde früher häufig angenommen, dass der Schlaf vor Mitternacht am besten sei. Dies konnte so aber nicht bestätigt werden. Man könnte jedoch sagen, dass für die Erholung die individuelle, erste Nachthälfte (egal ob beispielsweise von 21 bis 1 Uhr oder von 0 bis 4 Uhr) eine größere Rolle spielt. Auch mehrfaches nächtliches Erwachen, welches vor allem in Leichtschlafphasen bzw. in oder nach dem REM-Schlaf auftritt, stellt ein normales Phänomen dar und ist nicht zwingend Anzeichen einer Durchschlafstörung.

Insgesamt beträgt die mittlere benötige Schlafdauer etwa acht Stunden. Allerdings gibt es Menschen, die mehr (z. B. zehn Stunden) oder weniger Schlaf (z. B. sechs Stunden) benötigen. Zusätzlich gibt es Hinweise darauf, dass eine regelmäßige Schlafdauer von weniger als fünf bis sechs Stunden oder mehr als zehn Stunden eher nachteilige Auswirkungen zeigt. Sind Personen schlafdepriviert, das heißt, wurde eine Nacht nicht oder sehr wenig geschlafen, verändert sich der Schlaf in der darauffolgenden Erholungsnacht. Die Schlaftiefe nimmt zu, und es findet vermehrt Tiefschlaf statt; der REM-Schlaf wird vermindert. Im Verlauf der folgenden Nächte erfolgt dann ein sog. REM-Rebound, bei dem auch der REM-Schlaf wieder nachgeholt wird und die beiden Schlafstadien wieder in ihrem gewohnten Rhythmus stattfinden können. Folglich wird die Erholung im Schlaf durch mehr Tiefschlaf nachgeholt; die Schlafdauer wird nach Schlafdeprivation nur geringfügig, um ca. eine bis zwei Stunden, länger.

Zusätzlich kann die Schlafarchitektur durch das Auftreten von psychischen Erkrankungen verändert werden. Beispielsweise weisen Personen mit Depression vor allem vermehrte und frühere REM-Schlafphasen auf; bei Personen mit PTBS zeigen sich vor allem häufige Unterbrechungen (Fragmentierung) des REM-Schlafs. Bei fast allen psychischen Erkrankungen ist außerdem die Schlafqualität reduziert (z. B. längere Einschlafdauer, häufigeres Erwachen in der Nacht).

2.1.2 Chronobiologische Grundlagen

Die Chronobiologie bezeichnet die Lehre von biologischen Rhythmen, das heißt von der zeitlichen Organisation physiologischer Prozesse und wiederholter Verhaltensmuster von Organismen (vgl. Kryger et al., 2011). Beim Menschen sind vor allem zirkadiane Rhythmen (lateinisch »circa dies«, ungefähr ein Tag) mit 24 bis 25 Stunden relevant. Daher wird in diesem Zusammenhang das Wort Chronobiologie oft mit Zirkadianik gleichgesetzt, was streng genommen nicht korrekt, aber doch sehr gebräuchlich ist. Der wichtigste zirkadiane Rhythmus ist der Schlaf-Wach-Rhythmus, jedoch laufen viele andere Prozesse ebenfalls in einem ca. 24 h-Rhythmus ab. Weitere wichtige Prozesse sind Veränderungen der Körpertemperatur oder der verschiedenen Hormone, wie Kortisol oder Melatonin. Aber auch Prozesse wie das Kurzzeitgedächtnis, kognitive Leistung und Aufmerksamkeit unterliegen einer zirkadianen Variation. Übergeordnet werden all diese Prozesse durch unsere innere Uhr gesteuert, dem sogenannten suprachiasmatischen Nukleus. Organe können jedoch auch unabhängig davon zirkadiane Rhythmen erzeugen. Zusätzlich werden diese Rhythmen durch verschiedene äußere Faktoren, den sogenannten Zeitgebern, beeinflusst und dadurch in einem exakten 24 h-Rhythmus gehalten. Ein wichtiges Hormon für die Regulation des Schlaf-Wach-Rhythmus ist Melatonin, welches im Dunkeln ansteigt und in Folge des Lichteinfalls auf die Netzhaut unterdrückt wird. Folglich übt Licht, neben einer Reihe sozialer Faktoren (z.B. Arbeits- oder Essenszeiten), einen entscheidenden Einfluss auf den Schlaf-Wach-Rhythmus aus. Es kann einerseits die natürliche Schlafregulation unterstützen, andererseits, wenn falsch verwendet (z.B. bei abendlicher Bildschirmtätigkeit), störend wirken.

Wichtig ist hierbei, dass dieser Schlaf-Wach-Rhythmus individuell verschieden ist. Beispielsweise beginnt der Melatonin-Anstieg und die damit einhergehende Müdigkeit bei manchen Menschen schon am früheren Abend (z.B. gegen 20/21 Uhr), bei anderen Menschen hingegen erst gegen Mitternacht. Diese Unterschiede spiegeln sich im Chronotyp wider und können in Morgen-, Abend- oder eher neutrale Typen eingeteilt werden. Umgangssprachlich werden ausgeprägtere Chronotypen auch als Lerchen (morgens aktiv) bzw. Eulen (abends aktiv) bezeichnet. Folglich ist es wichtig, den individuell passenden Schlaf-Wach-Rhythmus (und die entsprechenden Zubettgeh- und Aufstehzeiten) zu finden und beizubehalten. Dieser Rhythmus ist relativ konsistent, allerdings kann er sich im Laufe des Lebens leicht verändern. So zeigen Jugendliche (innerhalb ihres individuellen Rhythmus/Chronotyps) typischerweise eher spätere Zubettgeh- und Aufsteh-Zeiten. Im Erwachsenenalter verschieben sich diese häufig wieder etwas nach vorn. Zusätzlich verändert sich im späteren Erwachsenenalter das Schlafbedürfnis bzw. Schlafverhalten. So verkürzt sich meist die Nachtschlafphase auf vier bis sechs Stunden, dafür kommen häufig kürzere Nickerchen am Tag hinzu. Auch die Schlaftiefe nimmt tendenziell ab. Dies kann ein Grund sein, warum der Schlaf im Alter häufig als weniger erholsam erlebt wird.

2.1.3 Das Zwei-Prozess-Modell der Schlafregulation

Wie kommt es nun dazu, dass wir einschlafen und wieder aufwachen? Das bedeutendste Modell der Schlafregulation ist das *Zwei-Prozess-Modell*. Es handelt sich dabei um ein vereinfachtes Modell, welches der Komplexität der Mechanismen der Schlafregulation insbesondere angesichts neuerer Schlafforschung nicht mehr vollends gerecht wird (Borbély, 1982; Borbély et al., 2016). Das Modell stellt jedoch die grundlegenden Prozesse verständlich dar und ist daher hilfreich, um bestimmte Interventionen zu verstehen und sie Personen mit Schlafstörungen nahezubringen; →Sitzung 2). Nach diesem Modell kommt Schlaf durch das Zusammenwirken zweier Prozesse zustande: dem zirkadianen Prozess C und dem homöostatischen Prozess S, welcher auch als Schlafdruck bezeichnet wird. Der *zirkadiane Prozess C* ist Teil der Chronobiologie und ist ein 24- bis 25-Stunden-Rhythmus, bei dem zu bestimmten Zeiten innerhalb dieser Periode unsere Bereitschaft zu schlafen höher oder niedriger ist, der Körper sich phasenweise also in eine Art Ruhemodus begibt (→Abb. 2). Dieser Prozess wird durch unsere innere Uhr gesteuert und verläuft unabhängig davon, ob eine Person schläft oder wach ist. Jede Person hat daher, in Abhängigkeit von ihrem Chronotyp, ein individuelles Zeitfenster, in dem die Schlafbereitschaft erhöht ist. Der *homöostatische Prozess S* hingegen ist abhängig vom Schlafverhalten: Der Schlafdruck nimmt im Laufe einer Wachphase kontinuierlich zu und wird im Schlaf wieder abgebaut (→Abb. 2 und

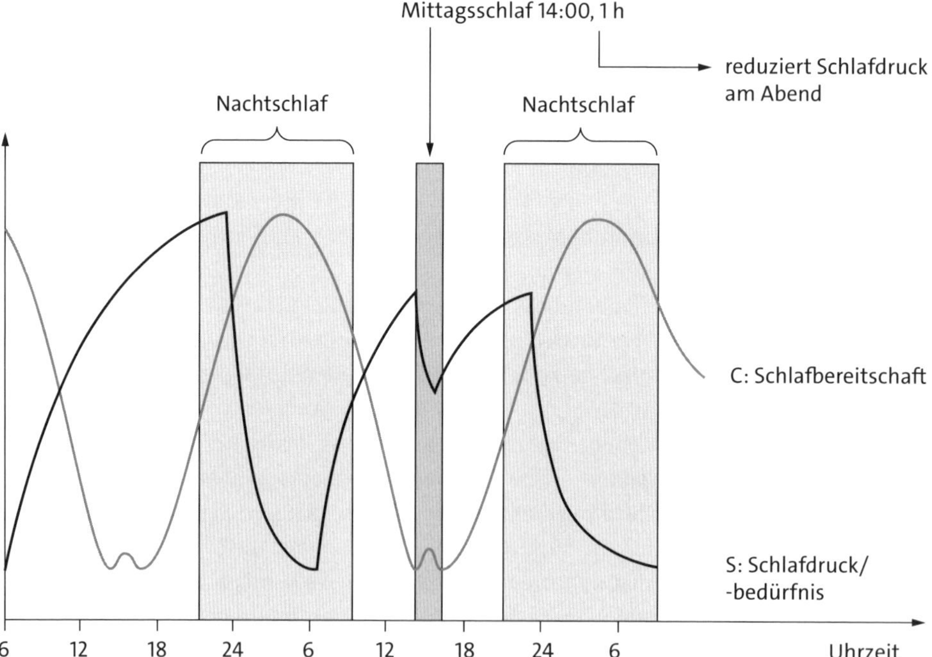

Abb. 2: Zwei-Prozess-Modell des Schlafs bzw. das Zusammenspiel von zirkadianem Körperrhythmus (*Prozess C*) und Schlafdruck (*Prozess S*)

Abb. 4). Bei gesunden Schläfer:innen spielen beide Prozesse zusammen. Aktivierende körpereigene Prozesse (*Prozess C*) halten uns tagsüber wach. Gleichzeitig steigt im Laufe des Tages, je länger der vergangene (Nacht-)Schlaf zurückliegt, der Schlafdruck (*Prozess S*) an. Gegen Abend versetzen uns verschiedene Prozesse (z. B. Anstieg des Melatoninspiegels) in eine Art körperlichen Ruhemodus. Zugleich ist der Schlafdruck mittlerweile stark angestiegen. In der Kombination ergibt dies eine hohe Wahrscheinlichkeit tatsächlich einzuschlafen. Die körperliche Schlafbereitschaft nimmt erst gegen Morgen wieder ab.

Bei andauernden Schlafstörungen ist das Zusammenspiel beider Prozesse in der Regel gestört. Hieraus lässt sich ableiten, warum die Einhaltung regelmäßiger Schlafzeiten und das Vermeiden von Schlaf tagsüber für die Behandlung von Schlafstörungen besonders wichtig sind. Bei chronischen Schlafproblemen wird häufig absichtlich oder unabsichtlich zu Zeiten geschlafen, die nicht zum individuellen Rhythmus passen, z. B. nachmittags verpasster oder wenig erholsamer Nachtschlaf nachgeholt. In der Folge ist abends der Schlafdruck geringer, was zu einer verlängerten Einschlafdauer oder zu einer geringeren Schlaftiefe führen kann. Es kommt zu einem Teufelskreis, der die Schlafstörung aufrechterhalten und verfestigen kann. Unregelmäßige Schlafzeiten, z. B. lange abendliche Wachzeiten am Wochenende im Gegensatz zu Arbeitstagen oder im Zuge von Schichtarbeit, können auch für sich genommen Ein- und Durchschlafprobleme auslösen. In diesem Fall unterliegt der Körper einem wöchentlichen »sozialen Jetlag« (Roenneberg et al., 2019). Aber auch bei regelmäßigem Schlaf, welcher sich stark vom individuellen Chronotyp unterscheidet (z. B. arbeitsbedingt), können Ein- und Durchschlafprobleme auftreten.

2.1.4 Funktionen von Schlaf

Trotz steigender Forschungsbemühungen ist bis heute nicht abschließend geklärt, warum wir schlafen. Jedoch lassen die Befunde Rückschlüsse auf zentrale Funktionen des Schlafs zu. Neben der allgemeinen Erholung des Körpers spielt Schlaf zum einen eine wichtige Rolle für die Aufrechterhaltung eines funktionstüchtigen Immunsystems (Stuck et al., 2018). Zum anderen besteht eine besonders wichtige Rolle des Schlafs in der Speicherung und Verarbeitung von Gedächtnisinhalten, vor allem emotionaler Inhalte (Walker & van der Helm, 2009). Die Kontinuitätshypothese besagt, dass Erfahrungen am Tag und vor dem Schlafengehen den Inhalt von Träumen in der Nacht beeinflussen. Gleiches gilt für Emotionen, die während des Tages erlebt werden (Schredl, 2021; Youngren et al., 2020). Personen mit starken Schlafstörungen weisen häufig Schwierigkeiten auf, sich neue Inhalte zu merken und emotionale Erlebnisse zu verarbeiten. Umgekehrt kann die Beeinträchtigung der (emotionalen) Gedächtniskonsolidierung zu einer erhöhten neuronalen Anspannung (Arousal) führen. Diese wiederum begünstigt die Entstehung und Aufrechterhaltung von Schlafstörungen, wie z. B. veränderte Schlafphasen oder chronische Albträume, und weitere psychische Störungen, wie z. B. Depressionen (Riemann et al., 2020; Van Someren, 2021). Neueste Erkenntnisse weisen zusätzlich darauf hin, dass Personen mit Schlafstörungen im Alltag vermehrt negative Emotionen erleben und häufiger ungünstige und nicht hilfreiche Emotionsregulationsstrategien verwenden (Krause et al., 2017). Das bedeutet, dass Personen mit Schlafstörungen beispielsweise häufiger impulsiv reagieren, mehr grübeln und weniger Möglichkeiten haben, sich und ihre Gefühle zu regulieren.

2.2 Basiswissen Schlafstörungen

2.2.1 Entstehung und Aufrechterhaltung von Schlafstörungen bei Menschen mit Fluchterfahrung

Schlafstörungen entstehen in der Regel aus einem Zusammenspiel prädisponierender (pre-disposing), auslösender (precipitating) und aufrechterhaltender (perpetuating) Faktoren (3-P-Modell; Spielman et al., 1987). Zu den prädisponierenden Faktoren zählen sowohl genetische und neurobiologische Mechanismen als auch persönliche und entwicklungsgeschichtliche Charakteristika (*Ich hatte schon immer einen leichten Schlaf, auch zu Hause in Afghanistan. Ich durfte als einziger meiner Geschwister deshalb in einem separaten Zimmer schlafen. / Als Kind musste ich auf der Straße schlafen. Es war niemand da, der sich gekümmert hätte.*). Auslösend sind in der Regel akute belastende Ereignisse. Bei Menschen mit Fluchterfahrung sind dies häufig (aber keinesfalls immer) traumatische Ereignisse. Häufig beschreiben Geflüchtete auch die neue, oft belastende Situation im Aufnahmeland (z. B. unklare Bleibeperspektive, Überforderungserleben in fremdem Land) als Auslöser für Schlafstörungen. Grundsätzlich gelten Schlafstörungen kurz nach einem belastenden Ereignis als normale Reaktionen, welche sich bei vielen Betroffenen wieder spontan zurückbilden. Erst wenn aufrechterhaltende Faktoren hinzukommen, verfestigen sich die Schlafstörungen. Aufrechterhaltende Faktoren können sowohl außerhalb, z. B. durch eine ungünstige Schlafumgebung, als auch in der betroffenen Person begründet sein. Eine wichtige Rolle spielt einerseits die autonome, kognitive oder emotionale (Über-)Erregung (engl. hyperarousal), die, z. B. in Folge einer anhaltenden Stress- oder Belastungssituation, wie beispielsweise durch die Trennung von Angehörigen und unklare Zukunftsaussichten, nicht ausreichend reguliert werden kann. Sie verhindert in der Folge über einen längeren Zeitraum eine vollständige Entspannung und wirkt sich so auf den Schlaf aus (Hyperarousal-Modell; Kryger et al., 2011; Riemann et al., 2010). Andererseits kann die Schlafproblematik an sich dazu führen, dass sich Betroffene ungünstige Verhaltensweisen aneignen (z. B. exzessiv am Tag zu schlafen). Hinzu können ungünstige Konditionierungseffekte kommen. Der Schlaf oder das Bett werden dann automatisch mit Negativem assoziiert, was wiederum zu Anspannung führt und Schlaf und Entspannung verhindert (Stimuluskontroll-Modell; Riemann et al., 2010). In der psychotherapeutischen Behandlung sowie im vorliegenden Manual versuchen wir insbesondere diese aufrechterhaltenden Faktoren zu adressieren und abzubauen, z. B. indem ungünstige Verhaltensweisen und Konditionierungen bewusst gemacht und abgebaut bzw. Entspannungsfertigkeiten aufgebaut werden.

2.2.2 Klassifikation von Schlafstörungen

Unter dem Begriff Schlafstörungen werden eine Vielzahl an Erscheinungsformen zusammengefasst. Das wichtigste Klassifikationssystem für die Diagnosestellung und Behandlung im deutschsprachigen Raum ist die *International Classification of Diseases* (ICD-11). Hier werden Schlafstörungen unter Kapitel 7 »Schlaf-Wach-Störungen« aufgeführt. Dass Schlafstörungen ein besonders umfangreiches Diagnosegebiet darstellen, zeigt die Tatsache, dass neben der ICD ein eigenes Klassifikationssystem für Schlafstörungen existiert: Die *International Classification of Sleep Disorders* (ICSD-3). Dieses dient, ähnlich dem im angelsächsischen Raum verbreiteten *Diagnostic Manual of Mental Disorders* (DSM-5®) vorrangig der Forschung, und aufgeführte Phänomene finden teilweise erst zeitversetzt Eingang in die ICD. Im Folgenden werden einige, in der Behandlung und Beratung von Personen mit Fluchterfahrung häufig auftretende, Schlafstörungen dargestellt (→Tab. 1). Für die genauen Diagnosekriterien (inkl. zeitlicher Kriterien) verweisen wir auf die genannten Klassifikationssysteme.

Grundsätzlich können Schlafstörungen in körperlich (somatisch/organisch) bedingte und nicht-körperlich bedingte Schlafstörungen eingeteilt werden. Körperlich bedingte Schlafstörungen werden üblicherweise medikamentös behandelt. Für nicht-körperlich bedingte Schlafstörungen ist hingegen in der Regel eine psychotherapeutische Behandlung Mittel der Wahl. Nicht-körperlich bedingte Schlafstörungen lassen sich weiter unterteilen in Dyssomnien und Parasomnien. Dyssomnien sind Störungen der Dauer, Qualität oder des Zeitpunkts des Schlafs (z. B. Insomnie). Als Parasomnien werden hingegen abnorme Episoden, die während des Schlafs auftreten, bezeichnet (z. B. Albträume). Parasomnien können isoliert auftreten. Ihr Auftreten ist deutlich gehäuft in Verbindung mit weiteren psychischen Störungen, jedoch auch mit medikamentöser Behandlung (Khurana & Carvalho, 2020). Hilfreiche Ratgeber für Fachkräfte und Betroffene finden sich auf der Website der Deutschen Gesellschaft für Schlafmedizin (www.dgsm.de).

Dyssomnien	
Insomnie	Ein- und Durchschlafstörung, frühmorgendliches Erwachen oder nicht erholsamer Schlaf und eine deutliche Beeinträchtigung der Leistungsfähigkeit und Stimmung am Tag. Die Symptome müssen einen deutlichen Leidensdruck verursachen oder Alltagsaktivitäten stören.
Hypersomnie	Exzessive Schläfrigkeit und Schlafanfälle, ausgeprägte Erschöpfung und Beeinträchtigungen der Alltagsaktivitäten, die nicht durch eine unzureichende Schlafdauer oder als verlängerte Übergangzeit zum vollen Wachzustand (Schlaftrunkenheit) erklärt werden können.
Schlaf-Wach-Rhythmus-Störung	Mangel an Synchronizität zwischen individuellem Schlaf-Wach-Rhythmus und erwünschtem Schlaf-Wach-Rhythmus der Umgebung
Parasomnien	
Albträume	Heftige Träume in Verbindung mit unangenehmen Emotionen (zumeist Angst, aber auch Trauer, Ekel, Scham oder Schuld sind möglich). Thematisch besteht meist eine Bedrohung des Lebens, der Sicherheit oder der Selbstachtung. Nach dem Erwachen bleibt eine lebhafte Erinnerung an die Trauminhalte, Leidensdruck
Schlafparalyse	Wiederauftretendes Unvermögen, sich zu bewegen. Tritt beim Einschlafen oder Aufwachen auf, ist verbunden mit starkem Angsterleben, zuweilen mit Halluzinationen
Schlafwandeln (Somnambulismus)	Zustand veränderter Bewusstseinslage, indem Phänomene von Schlaf und Wachsein kombiniert sind
Nachtschreck (Pavor Nocturnus)	Nächtliches Aufschrecken aus dem Schlaf in äußerlich scheinendender äußerster Furcht und Panik, mit heftigem Schreien und Bewegungen sowie starker physiologischer Erregung (z. B. starke Muskelanspannung, Schreien, Bewegungen, Schwitzen). Die Person ist jedoch nicht (vollständig) wach und kann sich häufig nicht an diese nächtliche Episode erinnern.

Tab. 1: Überblick über wichtige Schlafstörungen

2.2.3 Häufige Erscheinungsformen bei Menschen mit Fluchterfahrung

Dyssomnien

Insomnie: Ein- und Durchschlafstörungen sowie schlechter Schlaf sind die häufigsten spontan berichteten Schlafbeschwerden bei Geflüchteten. Die Diagnosekriterien beinhalten zudem eine überwiegende Beschäftigung mit der Schlafstörung, sowie nachts und während des Tages eine übertriebene Sorge über deren negative Konsequenzen (Gedanken wie, »wenn ich jetzt nicht schlafen kann, kann ich mich morgen bei der Arbeit nicht konzentrieren«). Bei Geflüchteten stört darüber hinaus häufig eine Vielzahl aktueller Sorgen über Familienmitglieder, die eigene Situation im Exil, die Zukunft oder auch (traumatische) Erinnerungen den Schlaf:

> *Der Schlaf ist mein Hauptproblem. Ich kann nicht einschlafen, liege manchmal drei Stunden wach und denke viel zu viel, z. B. an meine Familie im Heimatland, wie es weitergeht und wie ich den morgigen Tag überstehen soll.*

INFO Schichtarbeit

Auch Schichtarbeit bzw. ungünstige Arbeitsbedingungen und -zeiten belasten viele Klient:innen. Durch ihre unsichere Aufenthalts- und finanzielle Situation sind sie teilweise an prekäre Arbeitsverhältnisse gebunden, und eine Lösungsfindung erscheint schwierig:

> *Ich arbeite bei einem Sicherheitsdienst in der Gebäudeüberwachung. Oft fallen Kollegen aus, und ich arbeite so fast sieben Tage die Woche mal Früh- und mal Spätschicht. Manchmal bin ich jeden Tag unterschiedlich im Einsatz oder eine ganze Woche lang jede Nacht. Inzwischen bin ich dauernd so müde, dass mir die Augen zufallen, und dann kann ich doch wieder stundenlang nicht einschlafen.*

Nicht alle Interventionen von STARS lassen sich vor diesem Hintergrund uneingeschränkt umsetzen. Für Empfehlungen zum Umgang mit Schichtarbeit finden Sie hilfreiche Ratgeber auf der Website der Deutschen Gesellschaft für Schlafmedizin (www.dgsm.de).

Hypersomnie: Nach unserer Erfahrung bei *Refugio München* wird diese Form der Schlafstörung, auch Schlafsucht genannt, im Vergleich zur Insomnie eher selten berichtet.

> *Ich komme gar nicht mehr aus dem Bett und bin trotzdem ständig müde. Morgens, wenn ich aufwache, bin ich müde. Abends bin ich müde. Ich könnte ständig nur schlafen.*

Schlaf-Wach-Rhythmus-Störung: Zuweilen berichten Menschen mit Fluchterfahrung, dass sie ihre ausgeprägten insomnischen Beschwerden durch Schlaf tagsüber kompensieren. Dadurch kann es zu einer deutlichen Verschiebung des Tag-Nacht-Rhythmus kommen.

> *Wenn ich eine schlechte Nacht habe, also etwa drei bis viermal pro Woche, lege ich mich vormittags hin, nachdem die Kinder zur Schule aufgebrochen sind. Ich stehe dann erst wieder auf, wenn ich das Mittagessen für die Kinder vorbereiten muss. Das ist gegen 13:00 Uhr. Manchmal bin ich auch dafür zu müde.*

Die Ursachen hierfür können recht unterschiedlich sein (→Kap. I.2.1.3 Teufelskreis, →Kap. I.2.2.1 Angst vor dem Schlafen oder →Kap. I.2.2.2 Nächtliche Fluchterfahrung). Für die Diagnose einer Schlaf-Wach-Rhythmus-Störung müssen Betroffene unter der Abweichung ihres Schlafrhythmus vom gesellschaftlich anerkannten Rhythmus leiden und sich wünschen, zu anderen, passenderen Zeiten schlafen zu können. Liegt dies nicht vor, weil Geflüchtete beispielsweise aktiv den Nachtschlaf vermeiden (→Kap. I.1.3 Fallbeispiel), trifft diese Diagnose eigentlich nicht zu.

Parasomnien

Albträume: Häufig wird zwischen *idiopathischen* und *posttraumatischen* Albträumen unterschieden. Idiopathische Albträume treten ohne spezifischen Auslöser auf und beziehen sich auf verschiedene Inhalte.

> *Ich habe geträumt, über mir schwebte bedrohlich ein riesiger blut-gefüllter Ballon. Plötzlich platzte er und das ganze Blut ergoss sich über mich. Ich bin dann schreiend aufgewacht, habe stark geschwitzt und kaum Luft bekommen.*

Bei Geflüchteten mit traumatischen Erfahrungen in der Vorgeschichte stellen die Trauminhalte häufig eine Wiederholung der traumatischen Erfahrungen dar und werden daher *posttraumatische* Albträume genannt.

> *Zwei- bis dreimal pro Woche sehe ich nachts die Bilder aus meiner Vergangenheit, des »schwarzen Tags« in meinem Leben. Sie kommen immer wieder. Nach dem Aufschrecken habe ich starke Angst, traue mich kaum, mich zu bewegen, bin schweißgebadet, mein Herz schlägt stark, und ich kann den Rest der Nacht nicht mehr einschlafen.*

Meist führen Albträume zum Erwachen, bei dem die betroffene Person schnell orientiert und wach ist. Das Erwachen geht zugleich häufig mit einer starken körperlichen Übererregung einher. Dies stellt eine große Belastung dar, da es für Betroffene schwer ist, sich wieder zu beruhigen und in den Schlaf zurückzufinden. Besonders trifft dies auf posttraumatische Albträume zu, da diese einer extremen Form des Wiedererlebens ähneln: Intrusionen bzw. Flashbacks am Tag, typische Symptome im Rahmen einer PTBS.

Typischerweise treten Albträume im REM-Schlaf und damit vorrangig in der zweiten Nachthälfte auf. Insbesondere im Rahmen einer PTBS können Albträume aber auch in anderen Schlafstadien auftreten. Durch eine veränderte Schlafarchitektur (u. a. verminderte Inhibition des Muskeltonus im REM-Schlaf) kann es zudem zum Ausagieren der Träume kommen, z. B. durch Schreien oder Um-sich-Schlagen/Treten (Barone, 2020).

Sehen Sie sich meine Hand an! Sie ist blau und zerkratzt, weil ich sie gestern im Schlaf mit voller Wucht gegen meinen Nachttisch geschlagen habe. Mein Mitbewohner sagt, ich schreie dann. Er erschrickt dann und meint, ich soll mir Hilfe suchen.

Besteht ein ausgeprägter Leidensdruck durch das Auftreten der Albträume, kann zusätzlich zu anderen psychischen Erkrankungen eine separate Albtraum-Störung diagnostiziert werden.

Schlafparalyse: Ein häufiges Phänomen in Kombination mit PTBS, Panikattacken und erhöhtem Stress ist die sogenannte Schlafparalyse (Olunu et al., 2018). Es wurde eine auffällige Häufung von Schlafparalyse bei kambodschanischen Geflüchteten mit PTBS festgestellt und vermutet, dass für diese Gruppe die Schlafparalyse ein zentrales Symptom der PTBS darstellt (Hinton et al., 2005). Bis heute bleibt der genaue Zusammenhang mit PTBS jedoch ungeklärt (Sharpless, 2016). Auch in der klinischen Praxis mit Menschen mit Fluchterfahrung bei *Refugio* spielt die Schlafparalyse immer wieder eine Rolle. Eine Diagnose kann bislang ausschließlich nach der spezifischen Klassifikation für Schlafstörungen (ICSD-3) gestellt werden.

Als ich aus meinen Träumen aufwachte, wollte ich schnell aus meinem Bett aufstehen, ich war nassgeschwitzt. Aber es ging nicht! Ich konnte mich gar nicht mehr bewegen. Ich hatte einen heftigen Druck auf der Brust und konnte kaum atmen. Das hat mir große Angst gemacht, und mein Herz schlug wie verrückt. Nach ein paar Sekunden ging es dann zum Glück wieder. Das war sehr unheimlich alles.

Das Phänomen der Schlafparalyse gilt als REM-Schlaf-Parasomnie (Olunu et al., 2018). Wie bereits erläutert, besteht in dieser Schlafphase u.a. eine Muskellähmung der Skelettmuskulatur (u.a. Arme, Beine, Teile der Brustmuskulatur). Bei der Schlafparalyse bleiben einzelne Prozesse des REM-Schlafs bestehen, während andere bereits in den Wachzustand übergehen. Dadurch wird die bestehende Lähmung der Muskeln bewusst miterlebt und geht häufig mit albtraumartigen Halluzinationen einher. Die Halluzinationen lassen sich durch eine gesteigerte Aktivität basaler Hirnareale zur Verarbeitung von Emotionen (z.B. Angst), der sogenannten Amygdala, sowie parietaler Hirnregionen zur Integration sensorischer Information in visuelle Hirnregionen erklären. Die Episoden können Sekunden oder bis zu ein paar Minuten andauern. Sie lösen sich in der Regel von selbst auf, oder wenn die betroffene Person äußerlich geweckt wird. Dennoch ist der Zustand für Betroffene meist sehr beängstigend. Die Kombination der Symptome wird historisch wie kulturell weltweit häufig durch Geistererscheinungen erklärt (Olunu et al., 2018). Entsprechende Erklärungsmodelle sollten in der Behandlung berücksichtigt werden (→Kap. I.3.2). Darüber hinaus werden sowohl pharmakologische als auch psychotherapeutische Interventionen empfohlen und hierbei insbesondere eine Psychoedukation über die medizinischen Ursachen (vgl. Sharpless, 2016).

Jalal (2016) schlägt zur Behandlung eine Kombination aus fokussierter Aufmerksamkeitslenkung in Kombination mit Muskelentspannung, *MR Therapy*, vor. Dabei nennt er vier Schritte: (1) Neubewertung der Bedeutung der Attacke, (2) psychologische und emotionale Distanzierung, (3) Aufmerksamkeitslenkung auf ein inneres Bild/Kraftquelle z.B. ein Gebet oder eine nahestehende Person und (4) Muskelentspannung. Nicht bei allen Betroffenen lösen Episoden von Schlafparalyse jedoch einen erkennbaren Leidensdruck oder Behandlungswunsch aus.

Pavor Nocturnus (Nachtschreck) und Somnambulismus (Schlafwandeln): Beide Phänomene treten häufiger im Kindesalter auf und selten im Erwachsenenalter. In Verbindung mit Hochstressphasen bzw. PTBS ist dies jedoch dennoch leicht gehäuft.

> *Bereits in Afghanistan habe ich regelmäßig schlafgewandelt. In heißen Nächten haben wir auf dem Dach geschlafen und meine Familie musste mich festbinden, damit ich nicht abstürze.*

Beide Phänomene werden der Tiefschlafphase zugeordnet. Der Nachtschreck kann häufig nicht spontan von berichteten Albträumen unterschieden werden. In der Regel können jedoch keine Trauminhalte berichtet werden (Schredl, 2021). Weitere Fachinformationen und Patientenratgeber finden interessierte Leser:innen auf der Website der Deutschen Gesellschaft für Schlafmedizin (DGSM, z.B. unter: https://www.dgsm.de/gesellschaft/fuer-patienten/ratgeber-schlafstoerungen).

Differenzialdiagnose medizinischer Schlafstörungen

Die beschriebenen Schlafstörungen können auch Folge körperlicher Ursachen sein. So erleben Betroffene einer Schlafapnoe in Folge des Sauerstoffmangels häufig lediglich ein Gefühl, nicht erholsam zu schlafen. Ebenso können Medikamente oder andere (psychotrope) Substanzen Schlafstörungen, z.B. Albträume, hervorrufen (Khurana & Carvalho, 2020). Um etwaige körperliche oder substanzbedingte Ursachen auszuschließen, kann eine ärztliche Abklärung notwendig sein.

2.2.4 Schlafstörungen im Zusammenhang mit psychischen Störungen

Wie eingangs erwähnt, treten Schlafprobleme in engem Zusammenhang mit einer Vielzahl psychischer Störungen auf. Mittlerweile wird ihre wichtige Rolle als transdiagnostischer Faktor in der Entstehung und Aufrechterhaltung weiterer Psychopathologie anerkannt. Die Forderung nach ergänzender, spezifischer Behandlung von Schlafstörungen bei Vorliegen anderer psychischer Störungen oder als Prävention erhält zunehmend wissenschaftliche Evidenz (→Kap. I.1.2). Diagnostisch gilt dennoch weiterhin Folgendes: Treten die Schlafstörungssymptome ausschließlich im Rahmen einer anderen psychischen Störung auf, ist nur die Diagnose der zugrundeliegenden Störung zu stellen. Die spezifische Schlafstörung kann jedoch zusätzlich gestellt werden, wenn sie die vorherrschende Symptomatik darstellt und einen deutlichen Leidensdruck beinhaltet (World Health Organization, 2004; American Psychiatric Association, 2013). Eine spezifische Behandlung von Schlafstörungen kann, nach aktuellem Wissensstand, eine Behandlung der Grunderkrankung lediglich ergänzen, jedoch nicht (vollständig) ersetzen. Die häufigsten Diagnosen bei Menschen mit Fluchterfahrung sind affektive Störungen (z. B. Depression) mit ca. 31 % und PTBS mit ebenfalls ca. 31 % (Blackmore et al., 2020). Sowohl bei depressiven Störungen als auch bei PTBS stellen Schlafstörungen ein zentrales Diagnosekriterium dar. In ihrer Ausprägung weisen sie jedoch einige unterschiedliche Spezifika auf.

Schlaf und Depression

Depressive Störungen gehen sehr häufig mit Schlafstörungen einher: Ca. 90 % depressiver Personen berichten von Ein- und Durchschlafstörungen, ca. 15 % von Hypersomnie (Franzen & Buysse, 2008). Klient:innen bei *Refugio* geben häufig an, nachts besonders unter exzessivem depressivem Grübeln zu leiden. Typisch im Rahmen depressiver Störungen sind auch ein Früherwachen und morgendliches Stimmungstief mit Antriebsschwierigkeiten. Die Umsetzung der in diesem Manual enthaltenen Empfehlungen zur Verbesserung des Schlafs (z. B. Einhaltung regelmäßiger Aufstehzeiten) kann für depressive Personen folglich mit einer besonders hohen Anstrengung verbunden sein. Auch neurobiologisch lassen sich bei depressiven Störungen Veränderungen in Bezug auf den Schlaf erkennen. Es zeigt sich beispielsweise, dass die Tiefschlafphasen verkürzt sind, es schneller zu REM-Schlaf kommt und insgesamt der Anteil der REM-Schlafphasen zunimmt (Baglioni et al., 2016). Dieser erhöhte REM-Schlaf-Anteil begünstigt das Auftreten von Albträumen (Thünker & Pietrowsky, 2021). Albträume treten nicht nur gehäuft im Rahmen depressiver Störungen auf, sondern werden zudem mit einem erhöhten Suizidrisiko in Verbindung gebracht (Hedström et al., 2021). Zentral für depressives Erleben sind Sorgen, Zukunftsängste und Grübeln sowie eine fehlende Tagesstrukturierung vieler Personen ohne Arbeit(-serlaubnis). Beides stellt ein großes Risiko für sich gegenseitig verstärkende Schlafstörungen und weitere depressive Symptome dar. Entsprechend ergänzen sich hier Interventionen zur Schlafbehandlung und der (werteorientierten) Verhaltensaktivierung zur Behandlung depressiver Symptome.

Schlaf und PTBS

Bei traumabezogenen Schlafstörungen stellen die traumatischen Erfahrungen die auslösenden Faktoren für die vorliegenden Symptome dar (Sinha, 2016). Diese traumatischen Erfahrungen führen zu PTBS-Symptomen, wie Übererregung, Wiedererleben in Form von Intrusionen und Albträumen, und veränderten Kognitionen (z. B. »Ich bin nicht sicher.«), welche dann die Entstehung und Aufrechterhaltung der Schlafstörungen begünstigen. Beispielsweise treten intrusive Erinnerungen vor allem zur Schlafenszeit auf und führen gemeinsam mit autonomer, kognitiver und emotionaler Übererregung zu Ein- und Durchschlafstörungen sowie Albträumen (Miller et al., 2017). Dennoch ist für posttraumatische Albträume nicht final geklärt, in welchen Nächten diese auftreten bzw. durch welche Auslöser sie angestoßen werden (Youngren et al., 2020). Mitunter kommt es zu einer konditionierten Wach-Reaktion in der Nacht und dazu, dass Betroffene den Schlaf vermeiden (→ Infokasten »Angst vor dem Schlafen« in Kap. I.2.2.4). Auch bei PTBS-Patient:innen zeigt sich zudem eine veränderte Schlafarchitektur, wie z.B. Unterbrechungen im REM-Schlaf (Baglioni et al., 2016). Dadurch werden atmungsgebundene Schlafstörungen sowie Parasomnien begünstigt (Miller, 2017). Insgesamt verstärken die Schlafstörungen die PTBS-Symptomatik am Tag, weshalb sich leicht ein Teufelskreis aus Tages- und nächtlicher Symptomatik ergibt. Im Gegenzug erscheint eine Verbesserung der Schlafstörungen vielversprechend, um auch den Leidensdruck am Tag zu reduzieren (Biggs et al., 2020). Anders als bei depressiven Störungen sind bei PTBS jedoch nicht alle Interventionen zur Behandlung von Insomnie uneingeschränkt zu empfehlen. Gemäß der aktuellen wissenschaftlichen Studienlage gibt es keine Hinweise gegen die Anwendung klassischer Schlaf-Interventionen bei PTBS-Patient:innen. Gleichzeitig zeigt sich aber, dass unter Behandlungsaufsuchenden mit PTBS-Diagnose reine Schlafbehandlungsangebote häufiger abgebrochen werden. Es empfiehlt sich also, die Interventionen an die jeweiligen Bedürfnisse anzupassen (Miller et al., 2020). Insbesondere die große Anzahl (posttraumatischer) Albträume führt häufig zu starkem Schlafentzug bei Betroffenen. In der Folge sollten alle Maßnahmen, die den Schlafrhythmus adressieren oder Schlaf absichtlich beschränken (z.B. Stimuluskontrolle, → Kap. I.5.1) sehr maßvoll und nur schrittweise eingeführt werden, um Klient:innen nicht zu überfordern. Auch bei Behandlungskonzepten gegen Albträume wird zu einem vorsichtigen Vorgehen bei posttraumatischen Albträumen angehalten (vgl. Thünker & Pietrowsky, 2021). Mit STARS versuchen wir, u.a. diesen Aspekten entsprechend Rechnung zu tragen.

INFO Angst vor dem Schlafen

Die Angst vor dem Schlafen ist ein Phänomen, welches vor allem im Rahmen von traumabezogenen Schlafstörungen auftritt. Es wird angenommen, dass Angst vor dem Schlafen einerseits aufgrund von dysfunktionalen Überzeugungen bezüglich der eigenen Sicherheit während des Schlafens (z. B. »Beim Schlafen bin ich verwundbar«), sowie aufgrund von Angst vor Albträumen entsteht (Werner et al., 2021). In der Folge zeigen Betroffene eine Ambivalenz gegenüber Schlaf und teils ungünstige Verhaltensweisen. Sie vermeiden den Schlaf, indem sie später zu Bett gehen, Aufputschmittel zu sich nehmen oder bei Licht schlafen:

Während der Flucht war an Schlafen nachts nicht zu denken. Die Nacht war gefährlich und schrecklich. Auch heute noch schlafe ich lieber bei Licht oder tagsüber.

Diese Strategien sind zwar kurzfristig hilfreich, führen langfristig aber zur Aufrechterhaltung der Schlafstörungen. Die Angst vor Albträumen kann zudem zur – bewussten oder automatischen – Vermeidung von Schlaf oder zu einem unruhigeren und weniger tiefen Schlaf führen, um bei Träumen schnell aufwachen zu können (z. B., Davis & Wright, 2007; Inman et al., 1990). Versuchen Betroffene, ihren Schlaf sehr stark oder sogar gänzlich zu vermeiden, leiden sie folglich unter starker Müdigkeit und schlafen möglicherweisen nur am Tag. Dies begünstigt wiederum abendliche Einschlafprobleme und einen unruhigeren Schlaf in der Folgenacht. Daher kann diese Symptomatik auch Symptomen weiterer Dyssomnien, wie beispielsweise der Schlaf-Wach-Rhythmus-Störung, ähneln und sollte genau abgeklärt werden. Nicht alle Menschen mit Fluchterfahrung und Traumatisierung (oder PTBS-Diagnose) leiden unter Angst vor dem Schlafen. Falls sich bei der Diagnostik jedoch Hinweise darauf ergeben, ist es wichtig, auf diesen Aspekt auch in der Behandlung einzugehen, da Betroffene sich ihrer Strategien zur Vermeidung von Schlaf oft nicht bewusst sind (→ Sitzung 7).

Schlaf und Substanzkonsum

Die folgenden Substanzen spielen, nach unserer Erfahrung bei *Refugio München*, ebenfalls immer wieder eine Rolle im Zusammenhang mit der Behandlung von Schlafstörungen unserer Klient:innen. Sie sind in der Regel leicht verfügbar und werden häufig als Selbstmedikation eingesetzt. Dabei fehlt es zuweilen an Wissen über langfristige Folgen des Konsums, aber auch an alternativen Strategien, um mit emotional belastenden Situationen umzugehen.

Wenn ich schlechte Nachrichten aus Afghanistan höre, bin ich abends oft unglaublich niedergeschlagen. Ich trinke dann mit Freunden noch ein paar Bier. Dann kann ich vergessen, alles wird leichter, und ich kann irgendwann einschlafen.

Alkohol: Alkohol ist als Selbstmedikation besonders beliebt. Der Grund hierfür liegt in der schlafinduzierenden Wirkung von Alkohol in der ersten Schlafhälfte, d.h., man schläft durch den beruhigenden Effekt von Alkohol auf den Körper und die Psyche schneller und leichter ein. Allerdings stehen dem entzugsähnliche Effekte in der zweiten Nachthälfte gegenüber. Es kommt zu vermehrten Wachphasen, erhöhter Erregung, Zunahme des REM-Schlafs sowie vermehrten (Alb-)Träumen (Jähne et al., 2013a). Zudem wacht der:die Schlafende häufiger auf und schläft damit schlechter, denn die jeweiligen Schlafphasen werden unterbrochen, und es kommt zu weniger erholsamem

Tiefschlaf. Hinzu kommt bei regelmäßigem Alkoholkonsum die Gefahr einer Abhängigkeit mit Entzugserscheinungen. Dadurch wird einerseits der Schlaf-Wach-Rhythmus gestört. Andererseits entsteht eine sogenannte Toleranzentwicklung. Das bedeutet, der Körper benötigt immer größere Mengen an Alkohol für eine schlafinduzierende Wirkung. Im Extremfall kann eine abhängige Person ohne Alkohol gar nicht mehr einschlafen. Alkohol ist demnach kein geeignetes Schlafmittel, sondern begünstigt Schlafstörungen bzw. verschlechtert sie weiter.

Nikotin: Aktuelle Studien deuten klar darauf hin, dass Rauchen bzw. Nikotinkonsum den Schlaf negativ beeinflussen. Raucher brauchen im Durchschnitt länger zum Einschlafen, schlafen kürzer, weniger erholsam und zeigen ein erhöhtes Arousal (Jähne et al., 2013a). Dies widerspricht dem häufigen Empfinden der Klient:innen, die ihren Zigarettenkonsum vermeintlich zur Beruhigung nutzen. Die Gründe für die schlafinhibierenden Effekte liegen vor allem an der stimulierenden Wirkung des Nikotins, was den natürlichen Schlaf-Wach-Rhythmus stören kann. Außerdem gibt es Hinweise darauf, dass Nikotin die Schlafarchitektur beeinflusst (z. B. Abnahme der Tiefschlafphasen). Schlussendlich sollte man beachten, dass bei starken Rauchern nächtliches Erwachen durch Craving den Schlaf stört und ein nächtlicher Konsum von Nikotin durch dessen stimulierende Wirkung wiederum das Einschlafen erschwert.

Marihuana: Die Studienlage zum Einfluss von Cannabiskonsum auf den Schlaf ist aktuell leider nicht eindeutig (Jähne et al., 2013b). Während einige Studien eine einschlaffördernde Wirkung zeigen, gibt es auch Studien, die das Gegenteil nahelegen. Genau wie andere Substanzen scheint auch Cannabis die Schlafarchitektur zu verändern (z. B. Verminderung des REM-Schlafs). Die genaue Wirkung scheint aber von vielen Faktoren abhängig zu sein, wie z. B. der Konzentration, der Häufigkeit bzw. Dauer des Konsums, den psychischen Begleitsymptomen und der Einnahmezeit. Eine abschließende Bewertung ist zum aktuellen Zeitpunkt nicht möglich.

3 Schlaf in unterschiedlichen Kulturen und Kontexten

3.1 Einführung in kulturelle und kontextuelle Unterschiede

(Neuro-)Biologisch mag Schlaf weltweit gleich funktionieren, Schlafgewohnheiten können hingegen stark variieren. Selbst die gesellschaftliche Haltung gegenüber dem Schlaf an sich und Schlafstörungen in der Folge ist weltweit unterschiedlich und unterliegt auch historisch gesehen großen Schwankungen.

INFO Kontext vs. Kultur

Unter Kontext verstehen wir Umgebungsbedingen ebenso wie tradierte Gewohnheiten und Verhaltensweisen. Bei *Refugio München* bevorzugen wir diesen Begriff gegenüber dem häufig verwendeten Begriff der Kultur, da er mehr Faktoren einschließt wie z. B. klimatische Bedingungen, die Wohnumgebung (ländlich vs. städtisch), gesamtgesellschaftliches Zeitgeschehen (z. B. Krieg) oder das Bildungsniveau (vgl. hierzu die Konzeptionalisierung von Borke et al., 2015). Selbst in einer kulturell homogenen Gruppe (z. B. Afghan:innen der ethnischen Volksgruppe der Hazarer) können die Einzelpersonen dennoch in völlig unterschiedlichen Kontexten aufgewachsen sein (z. B. als Hirten im ländlich geprägten Raum vs. als Akademiker:innen in einer Großstadt). Unter Umständen mögen einzelne Personen in ihren Einstellungen und Werten teils mehr Ähnlichkeiten zu einer Person eines ähnlichen Kontexts haben (z. B. zu Akademiker:innen in einer deutschen Großstadt) als zu ihren eigenen Landsleuten.

Von der griechisch-römischen Antike bis ins 18. Jahrhundert stellte Schlaf im europäischen Raum etwas Mystisches und Todesähnliches dar. Entsprechend rankte sich eine Vielzahl von Sagen über die Unter-, Geister- und Dämonenwelt um den Schlaf. Das altdeutsche Wort »Alb« für Elfe, gibt beispielsweise bis heute dem Albtraum seinen Namen. Der Legende nach setzt sich während eines Albtraums oder auch Albdrucks ein Elf (konkret ein »Nachtmahr« – engl. »nightmare«) auf die Brust des:der Schlafenden, drückt die Luft ab und produziert so die Schreckensbilder (→ Abb. 3; Thünker & Pietrowsky, 2021). Die gängigen Schlafgewohnheiten im europäischen Raum wurden durch die vorherrschende Arbeitsform, die Landwirtschaft, bestimmt. In der Kunst lassen sich z.B. Darstellung von Feldarbeiter:innen während der Mittagsruhe finden. Die Schlafumgebung hing zu jeder Zeit vom sozio-ökonomischen Stand und den örtlichen Gegebenheiten der:des Schlafenden ab, z.B. war es im späten Mittelalter im ländlichen Raum üblich, dass bei Kälte Tiere und Großfamilien gemeinsam in einem Raum schliefen, um die gegenseitige Körperwärme zu nutzen, während von der städtischen Bevölkerung überliefert ist, dass sie in einer Art Holzkisten schlief, die bis auf eine Aussparung für das Gesicht fast vollständig verschließbar waren, um sich vor der Kälte zu schützen.

Im 19. Jahrhundert, mit Einsetzen der Industrialisierung, veränderten sich die Schlafgewohnheiten und die Einstellung zum Schlaf zusehends in Europa (interessierte

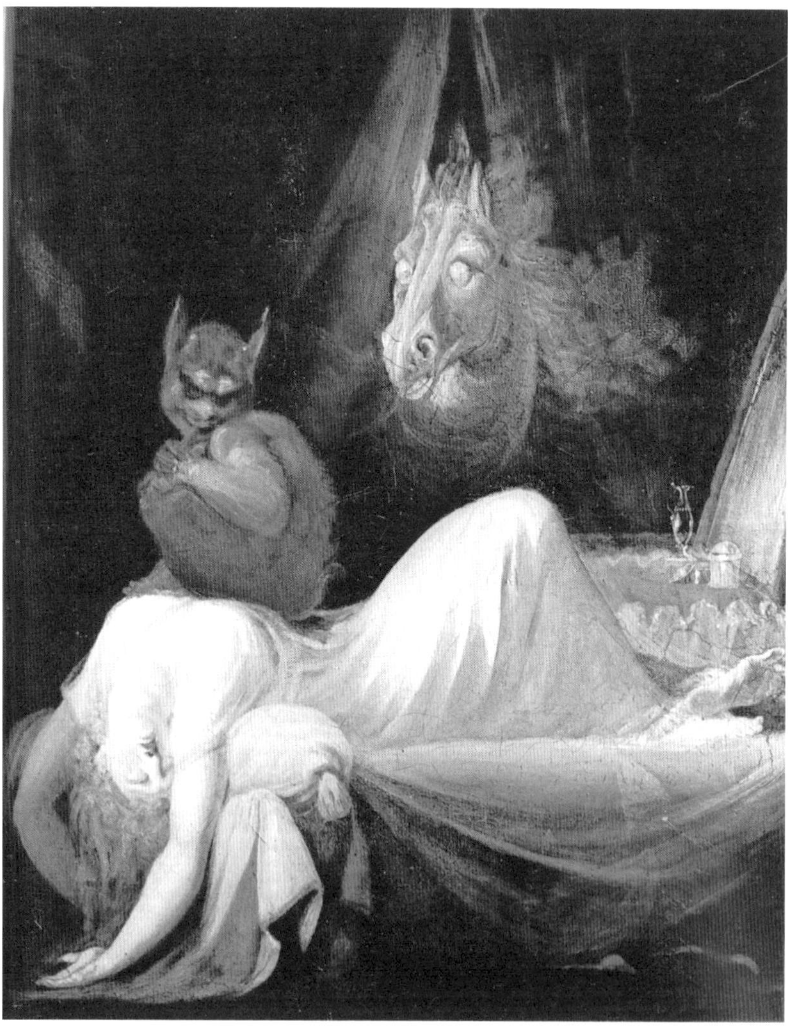

Abb. 3: Johann Heinrich Füssli: Nachtmahr, 1802 (Quelle: mauritius images/Alamy)

Leser:innen finden hierzu eine ausführliche Darstellung bei Ahlheim, 2018). Durch die Erfindung der Glühbirne konnte fortan unabhängig vom Tageslicht produziert werden. Die Schichtarbeit wurde geschaffen und die zuvor untrennbare Verbindung von Schlaf und Nacht aufgehoben. Auch Wissenschaft und Medizin begannen sich für den Schlaf zu interessieren. Schlafempfehlungen waren hierbei zeitweise insbesondere angetrieben durch den Eindruck der Weltkriege, in denen eine möglichst effiziente und kurze Schlafdauer neben dem aufstrebenden ökonomischen Interesse von zentralem militärischem Interesse war. Gleichzeitig gewann mit Voranschreiten der Aufklärung der Schlaf an Stellenwert für kreatives Schaffen und Denken sowie für die Gesundheit. Damit einher ging die zunehmende Bedeutung der Schlaflosigkeit als Leiden für die »denkende Gesellschaft«. Beide Tendenzen finden sich bis heute im Blick auf Schlaf in der europäischen (industrialisierten) Gesellschaft. Einerseits propagieren erfolgreiche Persönlichkeiten auf sozialen Medien, praktisch ohne Schlaf auszukommen. Andererseits boomt der Markt für schlaf-unterstützende Mittelchen, Schlaftees, Schlaf-Apps etc.

Nicht alle unserer Klient:innen entstammen diesem selben industriell geprägten Kontext und teilen somit die allgemeine Haltung, dass Schlaf effizient in den (Nacht-) Stunden bis zum nächsten Arbeitstag stattzufinden hat. Für manche mag das Thema erst mit der Ankunft in Europa und dem Versuch der Integration in die hiesige Gesellschaft und Arbeitswelt einen so großen Stellenwert erhalten haben. Die (erzwungene) Migration führt beim Schlaf, wie in allen Lebensbereichen, zu einem Bruch in vertrauten Gewohnheiten, der schon für sich genommen zu Problemen führen kann (vgl. das Zitat von Olaleye Akintola zu Beginn dieses Buches).

INFO Beispiele für kontextuell-bedingte Unterschiede in Schlafgewohnheiten (vgl. E. B., 2001; Passig, 2013)

Schlafzeiten

- Siesta in Spanien/Ora di riposo in Italien: Mittagsruhe während der heißen Tagesstunden (klimatische Bedingungen)
- Inemuri in Japan: Kurze Nickerchen während des Tages in der Öffentlichkeit z. B. der Bibliothek, am Schreibtisch, der U-Bahn sind üblich (gesellschaftliche Norm). Es existiert ein Angebot an stundenweise zu mietenden »Nickerchen-Boxen«.
- Xiu-xi: In China und Taiwan steht Arbeitnehmer:innen laut Verfassung das Recht auf eine Stunde Mittagschlaf zu.
- Gebetszeiten: Aufstehen um fünf Uhr morgens für das muslimische Morgengebet, Fajr (religiöse Norm). Ähnlich praktiziert wird in katholischen Klöstern das Laudes, das Morgengebet zum Sonnenaufgang. Insbesondere während spezieller religiöser Zeiträume (z. B. Ramadan) kann sich der Schlafrhythmus durch religiöse/kulturelle Rituale vorübergehend verschieben.

Schlafumgebung

- Bett- und Zimmerpartner:innen: Während in Deutschland auch in Wohnheimen Studierende in der Regel ihr eigenes Zimmer haben, ist es im angelsächsischen Raum üblich, dass sich Studierende in Wohnheimen ein Zimmer teilen. Vielerorts ist es zudem üblich, mit der ganzen Familie oder zumindest Geschwisterkindern ein Zimmer und zuweilen sogar ein Bett zu teilen.
- Matratze: In Nordchina sind bis heute sehr harte Matratzen üblich. Traditionell schlief man auf dem sog. »Kang«, einer gemauerten Plattform, die durch die Abluft einer Feuerstelle in der Küche beheizt wurde. In der Folge bedurfte es einer sehr dünnen Matratze, um die Wärme von unten nicht zu isolieren.
- Bettdecke: In Südeuropa und Nordamerika wird ein Zwei-Laken-System bevorzugt, bei dem das Oberlaken und die Wolldecke darauf auf drei Seiten des Bettes fest eingeschlagen sind. In Nordeuropa sind hingegen bezogene Bettdecken üblich.
- Kopfstütze: In China und Japan waren Kissen aus Holz, Porzellan oder Jade üblich. Auch in Teilen Afrikas gibt es hölzerne Nackenstützen.

3.2 Besondere Bedeutung häufiger Schlafphänomene – Beispiele

(Alb-)Träume

Auf Träume entfallen häufig mystische oder religiöse Erklärungsmodelle. Die Traumwelt wird zuweilen als andere Realität wahrgenommen. Für viele spielt Traumvorhersage eine wichtige Rolle. Es existiert eine Vielzahl an Deutungen, wie z.B. wer von rohem Fleisch träumt, dem droht der Tod. In der Regel bedarf es hierfür jedoch in der Traumdeutung bewanderte Personen. Der Glaube an die Vorhersagekraft von Träumen kann bei Betroffenen zu nachhaltigen Verhaltensänderungen führen (z.B. alles Hab und Gut verkaufen in Aussicht des eigenen baldigen Todes). In manchen Fällen dürfen auch Träume nicht erzählt werden, aus Angst, dass sie durch das Aussprechen der Inhalte wahr werden oder Geister gerufen werden könnten. Auch hierfür gibt es in der Regel entsprechende Empfehlungen: Beispielsweise den Albtraum einem (fließenden) Gewässer, z.B. einem Fluss, dem Brunnen oder notfalls dem Wasserhahn zu erzählen, und damit »wegzuspülen«.

FALLBEISPIEL

Ein 19-jähriger Gruppenteilnehmer hatte ca. ein Jahr zuvor, als er bereits in Deutschland war, geträumt, dass sein Vater sterben würde. Seiner Aussage nach hatte der Traum eine besonders reale Qualität. Tatsächlich sei der Vater am Tag nach dem Traum von den Taliban in Afghanistan erschossen worden. Seither habe er große Angst vor seinen Träumen. Jede Nacht fürchte er erneut, den Tod einer Angehörigen zu sehen. Er fühle sich schuldig, seinen Vater nicht rechtzeitig gewarnt zu haben.

Schlafparalyse

Das Phänomen der Schlafparalyse wurde in Bezug auf kulturell-geprägte Erklärungsmodelle wissenschaftlich untersucht. Schlafparalyse wird besonders häufig durch Geister/Dämonen/Djinns oder »dunkle Übermächte« erklärt und durch ihr spezielles Erscheinungsbild sogar meist mit einem bestimmten Begriff bzw. einen bestimmten Geist in Verbindung gebracht. Interessanterweise tauchen ähnliche Erklärungen weltweit und unabhängig von einer bestimmten Religionszugehörigkeit auf, z. B. als: »khmoach sângkât« (Khmer, Kambodscha), »Karabasan« (Türkei), »Uquumangirniq/aqtuqsinniq« (Inuit, Baffin Island, USA), »Shuo Wen Chieh Tzu (China), »Kanashibari« (Japan) und »Pandafeche« (Abruzzen, Italien). Eine ausführliche Darstellung findet sich bei Olunu et al. (2018). Klient:innen bei *Refugio* berichten von »Al Gatham« (im arab. Sprachraum) bzw. »Siohi« (Afghanistan). Behandlungsempfehlungen haben häufig religiösen Charakter, wie z. B. »Ayatul kursi«, eine bestimmte Sure des Korans, zu rezitieren, oder den Fluch zu finden und den Türrahmen mit Essig zu putzen. Wichtig ist bei dieser Thematik auch, Sprachmittler:innen zu bedenken. Auch sie können entsprechende Erklärungsmodelle haben und in Einzelfällen davor zurückschrecken, entsprechende Symptome oder Namen direkt zu übersetzen aus Angst, die Geister könnten sich durch die Aussprache ihres Namens gerufen fühlen. Insgesamt variiert der Grad, zu dem Einzelpersonen, die solche Erklärungsmodelle kennen, auch mit diesen übereinstimmen. Während manche vollkommen davon überzeugt sind, haben gerade unter jüngeren (allein reisenden) Personen mit Fluchterfahrungen viele von solchen Phänomenen nur entfernt gehört. Durch die (erzwungene) Migration und den Bruch mit familiären und kulturellen Traditionen schwankt folglich auch das Wissen über und damit auch teils die Überzeugungskraft von entsprechenden Erklärungen.

FALLBEISPIEL EINES MUTTERSPRACHLICHEN (ARAB.) THERAPEUTEN BEI *REFUGIO MÜNCHEN*

Ein 20-jähriger Klient aus Afghanistan, der als unbegleiteter Minderjähriger nach Deutschland gekommen war, berichtete von fast wöchentlich wiederkehrenden nächtlichen Angstzuständen, in denen er sich nicht bewegen könne und er von einem »Dschinn« heimgesucht werde. Auf die Exploration des Therapeuten hin, konnte er jedoch kaum Details zu diesem Erklärungsmodell benennen (u. a. Was will der Dschinn von Ihnen? Warum kommt er?). Der Kollege erklärte folglich zunächst sein persönliches Wissen zu der Parallelwelt der Dschinns aus dem Koran. Ihm zufolge handele es sich um eine Welt ähnlich der der Menschen mit Diversität unter den Dschinns (verschiedene Größen, Alter, Vorlieben, Beschäftigungen, etc.). Dschinns seien demnach nicht schlecht oder böse, sondern so unterschiedlich wie wir Menschen. Allah habe den Dschinns und den Menschen befohlen, für den Frieden auf Erden in getrennten Welten zu leben und sich nicht zu vermischen. Manchmal passiere es jedoch, dass sich Dschinns »verirrten« und in die Menschenwelt gerieten. Sie würden dann von Menschen »Besitz ergreifen«, weil sie hier falsch seien und keinen Körper hätten.

Für den Klienten war die Idee neu, dass Dschinns auch »nicht böse« sein könnten. Es wurde zudem herausgearbeitet, dass der Dschinn dem Klienten im Grunde nie »Böses« getan habe. Das Phänomen des »Nicht-bewegen-Könnens« kannte der Klient auch aus dissoziativen Zuständen tagsüber. Es wurde folglich vereinbart, dass der Klient bei der nächsten Episode dem Dschinn unter der Annahme begegne, dass er nicht unbedingt böswillig sei, und versuche, mehr über den Dschinn herauszufinden, der ihn begleitet (Wie heißt er? Wie alt ist er? Wie sieht er aus? Wie sieht er in der Dschinnwelt aus? Was macht er beruflich? Wie ist seine Lebensgeschichte und -situation? Was hat ihn in die Menschenwelt verschlagen?)

Symptome in der Nacht

Personen mit traditionellen oder religiösen Erklärungsmodellen zu Krankheit und Behandlung deuten u. U. auch ihre Schlafstörungen entsprechend, häufig mystisch. In manchen Regionen haben beispielsweise Symptome in der Nacht eine andere Bedeutung als am Tag (Mika et al., 2015): Nachts erscheint die Grenze zwischen Menschenwelt und Geisterwelten durchlässiger, wodurch entsprechende Symptome häufig mit »von einem Dämon oder Geist besessen sein« in Verbindung gebracht werden, wie z. B. bei den »night runners« im ländlichen Kenia oder Nigeria, einem Phänomen, bei dem Personen nachts umherlaufen und ihre Nachbarn erschrecken, sich aber tagsüber nicht daran zu erinnern scheinen (vgl. BBC News, 2019). Die Verbindung zur Geisterwelt im Volksglauben kann dazu führen, dass entsprechende Symptome stark stigmatisiert sind und nicht spontan berichtet werden. Bei religiösen Muslimen werden entsprechende Phänomene mitunter durch Dschinns oder Dämonen erklärt, welche in Folge eigenen religiösen Fehlverhaltens auftauchen. Behandlungsstrategien sehen folglich religiöse Verse oder Rituale zum eigenen Schutz oder zur Sühne des Fehlverhaltens vor. In schweren Fällen übernimmt die Behandlung ein Geistlicher.

3.3 Arbeit mit kontextuell geprägten Schlafgewohnheiten

Um auf entsprechende vom medizinischen Erklärungsmodell abweichende Erklärungs- und Behandlungsmodelle eingehen zu können, ist es zunächst notwendig, diese zu identifizieren und zu verstehen. Nicht immer sind diese offensichtlich, äußern sich z. B. erst durch Missverständnisse oder, wenn sich Klient:innen zu einem Thema nicht äußern möchten (z. B. aus Angst vor Stigmatisierung) oder Empfehlungen nicht umsetzen, weil sie dem eigenen Modell widersprechen (z. B. Albträume zu notieren, wenn dies die Träume wirklich machen würde). Für ein gemeinsames Verständnis bedarf es zunächst des gemeinsamen Austausches. Hierfür empfiehlt sich die Kommunikationstechnik des »Dialogischen Pendelns«.

INFO Dialogisches Pendeln

Das Dialogische Pendeln (auch Interkulturelles Pendeln; Abdallah-Steinkopff et al., 2022) ist eine Haltung und zugleich eine Methode, in der Fragen zur Herkunftsfamilie bzw. dem Kontext der Klient:innen gestellt werden, um ein Verständnis für unterschiedliche Verhaltensweisen und Einstellungen zu schaffen, die sich aus den verschiedenen Lebenskontexten ergeben.

Der Kern der Technik besteht aus drei Schritten:

1. Es wird nach den Einstellungen und Erfahrungen zur Problematik in der Herkunftsfamilie gefragt (z. B. Mit wem hätten Sie über solch einen Albtraum in Ihrem Herkunftsland gesprochen? Was hätte Ihnen diese Person wohl geraten?)
2. Im nächsten Schritt wird in die hiesige Kultur gewechselt, und es findet ein Austausch darüber statt, wie Einstellungen und Erwartungen zu der Thematik hier sind.
3. Dann werden Gemeinsamkeiten und Unterschiede herausgearbeitet. Dabei wird geklärt, welche Haltungen der Herkunftsfamilie bzw. des heimatlichen Kontexts erhalten bleiben sollen und wo Veränderungen und Anpassungen an die hiesige Gesellschaft/den hiesigen Kontext benötigt werden.

In der Arbeit mit Gruppen ist es bei dieser Technik wichtig zu beachten, dass es auch innerhalb einer Gruppe von Menschen aus demselben Land große Unterschiede in den Überzeugungen und Einstellungen geben kann. Der Dialog findet folglich zwischen mehreren Personen statt. Ziel ist ein offener Austausch über möglicherweise unterschiedliche Überzeugungen und Einstellungen. Es ist wichtig zu betonen, dass keine Einstellung besser ist als die andere, sondern sich für jede:n individuell aus der eignen Familiengeschichte ergibt. Es kann hilfreich für Gruppenmitglieder sein, die Ansichten weiterer Teilnehmenden zu hören, insbesondere, wenn man mit den eigenen Lösungsideen nicht weiterkommt.

4 Diagnostik von Schlafstörungen

Herzstück der Diagnostik von Schlafstörungen ist das anamnestische Gespräch (→Kap. II.3.2). Unterstützt werden kann diese Informationssammlung durch spezifische Fragebögen und v. a. den Einsatz von Schlaftagebüchern. Darüber hinaus sind nur in Ausnahmefällen weitere diagnostische Schritte (z. B. im Schlaflabor) notwendig.

4.1 Klinische Anamnese

Der größte Teil relevanter Informationen, aus denen sich Ansatzpunkte für Empfehlungen ableiten lassen, kann im Gespräch erfragt werden. Fragen zu den Aspekten in Tabelle 2 geben Aufschluss über Art und Ausprägung der Schlafstörungssymptomatik (→Kap. II.3.3.2 »Das Vorgespräch«). Für eine Diagnosestellung darf darüber hinaus eine Anamnese weiterer Psychopathologie (z. B. depressive Symptomatik, PTBS-Symptomatik) nicht fehlen. Für jeden der aufgelisteten Punkte sollten zudem die Gegebenheiten vor Ort berücksichtigt und mit erfragt werden. In der Regel empfiehlt es sich, als Zeitraum ein Mittel der letzten vier Wochen zu erfassen, um einen guten Eindruck zu erhalten. Bei arbeitenden Personen kann zudem eine Unterscheidung zwischen Arbeitstagen und arbeitsfreien Tagen interessant sein.

4.2 Schlaftagebuch

Vielen fällt es schwer, ihren Schlaf im Mittel über einen mehrwöchigen Zeitraum zu beschreiben. In der Regel unterliegen Schlafstörungen starken Schwankungen. Im Rückblick überwiegen dann meist die »schlechten Nächte« und überschatten das Vorhandensein von Nächten mit weniger Beschwerden. Aus diesem Grund hat ein Schlaftagebuch, das über mindestens eine Woche geführt wird, einen großen diagnostischen Wert. Klient:innen erhalten durch die systematische Selbstbeobachtung zudem wichtige Erkenntnisse, z. B. über eigene Wahrnehmungsverzerrungen oder Zusammenhänge zwischen bestimmten Faktoren und darauffolgenden Schlafstörungen und fühlen sich in den Details ihrer Schlafprobleme gesehen.

Aspekte in der Anamnese	Hinweise zur Anwendung
▪ Bettgehzeit ▪ Aktivitäten kurz vor/nach dem Zu-Bett-Gehen ▪ Zeitpunkt des Lichtausschaltens/Versuchs zu schlafen	Weichen Bettgehzeit und Zeitpunkt des Versuchs zu schlafen voneinander ab? Womit wird die Zwischenzeit gefüllt (→ Kap. I.5.1 zur Intervention der Stimuluskontrolle)? Bestehen aufwühlende Aktivitäten kurz vor dem Zu-Bett-Gehen (vgl. Abendroutine/Entspannung)?
▪ Schlaflatenz ▪ Nächtliches Erwachen (wie oft, wie lange wach) ▪ Gesamtschlafdauer	Sind die Kriterien für Ein- und Durchschlafstörungen im Sinne der Insomnie erfüllt (z. B. Einschlaflatenz > 30 min, dreimal pro Woche, über einen Zeitraum von mind. drei Monaten)
▪ Aufwachzeit ▪ Aufstehzeit	Wird morgens Zeit wach im Bett verbracht? Mit welcher Aktivität (Grübeln)? (vgl. Stimuluskontrolle, Bettzeitenrestriktion)
▪ Schlafumgebung	Art des Schlafzimmers, Lärm, Temperatur, Sicherheitsgefühl, Mitbewohner:innen, Partner:in, Kinder, Licht/Dunkelheit nachts ...
▪ Belastungsfaktoren, Grübeln	Was wird als zentrale Ursache der Schlafprobleme gesehen?
▪ Albträume (Häufigkeit, Inhalt, Erwachen, wie schnell gelingt es, sich zu beruhigen?)	Handelt es sich um posttraumatische Albträume? Evtl. auch: Gibt es Angst vor dem Schlafen bzw. wird Schlaf aktiv vermieden oder hinausgezögert (z. B. aus Angst, einen Albtraum zu haben)?
▪ Tagesbeeinträchtigung ▪ Tagschlaf	Wie stark sind die Einschränkungen tagsüber? Verschlafen, Einschlafen in der Öffentlichkeit, absichtliches Schlafen tagsüber etc. Welche Situationen sind besonders schwierig?
▪ Körperliche Erkrankungen ▪ Medikamente	z. B. Diabetes, Schilddrüsenerkrankung, Herz-Kreislauferkrankungen, atmungsgebundene Schlafstörungen
▪ Andere Substanzen	Koffein, Alkohol, illegale Drogen, regelmäßiger Konsum von Energydrinks
▪ Beobachtungen von Bettpartner:in oder Mitbewohner:in	z. B. Schnarchen, Atemaussetzer, nächtliches Um-sich-Schlagen, Sprechen im Schlaf, auffällige Bewegungen (der Beine), Schlafwandeln

Tab. 2: Wichtige Aspekte in der Anamnese von Schlafstörungen und Hinweise zur Anwendung

Es gibt viele verschiedene Möglichkeiten, Schlaftagebücher zu gestalten (vgl. eine Empfehlung der Deutschen Gesellschaft für Schlafmedizin[2]). Im Anhang unseres Manuals steht eine Minimalversion auf Deutsch zur Verfügung sowie in den Onlinematerialien auf verschiedenen Sprachen, die sich in unserer Praxis mit Geflüchteten bewährt hat. Die Fragen können aber an relevante Fragestellungen für jede Klient:in angepasst werden (z. B. statt Alkoholkonsum Frage nach Energydrinks oder Tee).

Für die Umsetzung ist es wichtig, das Schlaftagebuch mit ausreichend Zeit einzuführen. Unsere Erfahrung zeigt, dass eine Nacht unbedingt gemeinsam befüllt werden sollte, um das Prinzip zu verdeutlichen und aufkommende Fragen klären zu können. In den Instruktionen ist wichtig zu betonen, dass ...

- das Schlaftagebuch morgens zeitlich möglichst nah am Aufwachzeitpunkt ausgefüllt werden sollte, um Erinnerungsverzerrungen zu vermeiden. Idealerweise liegt das Schlaftagebuch bereits sichtbar neben dem Bett bereit.
- es um eine rein subjektive Einschätzung und nicht um auf die Minute exakte Zeitangaben geht. Es sollte unbedingt darauf hingewiesen werden, dass durch das Schlaftagebuch nicht häufiger auf die Uhr gesehen werden sollte als sonst bzw. dass es nachts gänzlich vermieden werden sollte. Eine ungefähre Schätzung ist in der Regel ausreichend, um nicht noch mehr Stress durch nächtliche Wachzeiten zu produzieren.

Anmerkung aus der Praxis: Überraschenderweise werden Schlaftagebücher (im Vergleich zu unseren Erfahrungen mit anderen schriftlichen Therapieaufgaben) im Rahmen unserer STARS-Gruppen mit großer Sorgfalt und Zuverlässigkeit ausgefüllt. Bei wenig alphabetisierten Teilnehmenden empfiehlt es sich, beim gemeinsamen Ausfüllen einer Beispielnacht zu eruieren, ob bzw. wie viel möglich ist, oder das Schlaftagebuch zu vereinfachen.

4.3 Fragebogendiagnostik

Standardisierte und validierte Fragebögen können die Diagnostik unterstützen. Um valide Antworten auch von Personen mit fehlender oder wenig Vorerfahrung im Umgang mit Fragebögen zu erhalten, empfiehlt sich hier der assistierte Selbstbericht. Hier wird das Ausfüllen unter Beisein einer geschulten Person durchgeführt, die bei Unklarheiten unterstützt.

Folgende Tabelle zeigt Schlaffragebögen, die in der Forschung und klinischen Praxis mit Menschen mit Fluchterfahrung verbreitet und in vielen Sprachversionen validiert sind (→ Tab. 3):

---

2 Verfügbar unter: https://schlaf.charite.de/fileadmin/user_upload/microsites/kompetenzzentren/schlaf/Schlaftagebuch.pdf

Fragebogen	Kurzbeschreibung
Insomnia Severity Index (ISI; deutsche Version: Gerber et al., 2016)	Der ISI ist ein sieben Items umfassendes Screening-Tool zur Erfassung insomnischer Symptomatik (Ein- und Durchschlafstörungen, Früherwachen und Auswirkungen auf den Alltag). Aufgrund der Kürze ist er besonders praktikabel und erlaubt eine Schweregradeinteilung für Insomnie anhand klinischer Cut-off-Werte. Online verfügbar unter: https://eprovide.mapi-trust.org/instruments/insomnia-severity-index
Pittsburgh Sleep Quality Index (PSQI, deutsche Version: Hinz et al., 2017)	Der PSQI umfasst 24 Items und dient der Einschätzung der Schlafqualität. Er erfragt spezifische Aspekte des Schlafs (z. B. Einschlaf- und Gesamtschlafdauer) innerhalb der letzten vier Wochen) sowie mögliche Ursachen eingeschränkter Schlafqualität (z. B. nächtliche Schmerzen oder Atemprobleme) und kann somit als Screening-Tool auch Anhaltspunkte für die Behandlung liefern. Online verfügbar unter: https://eprovide.mapi-trust.org/instruments/pittsburgh-sleep-quality-index
Nightmare Disorder Index (NDI, Dietch et al., 2021)	Der NDI umfasst fünf Items und erfasst die Symptome einer Albtraum-Störung (nach DSM-5®), wie beispielsweise das wiederholte Auftreten von stark negativen Träumen, welche gut erinnert werden, die schnelle Orientierung nach Erwachen aus dem Albtraum, sowie die Belastung durch Alpträume. Er dient der Einschätzung des Schweregrads der Belastung durch Alpträume sowie ob möglicherweise eine Albtraum-Störung vorliegen könnte. Online verfügbar unter: https://academic.oup.com/sleep/article/44/5/zsaa254/6007673#supplementary-data

Tab. 3: Validierte Schlaffragebögen

Darüber hinaus existiert eine Vielzahl spezifischer Fragebögen zur Erfassung bestimmter Aspekte von Schlaf, wie beispielsweise des Chronotyps, z. B. mittels Munich ChronoType Questionnaire (MCTQ, Roenneberg et al., 2015) oder die Angst vor dem Schlafen, z. B. mittels Fear of Sleep Inventory – Short Form (FOSI-SF; Drexl et al., 2020). Bei den wenigsten liegen jedoch verschiedene Sprachvarianten oder klinische Cut-offs vor. Sie dienen vorrangig dem Forschungsinteresse und sind nur eingeschränkt für den klinischen Alltag (mit Geflüchteten) geeignet.

4.4 Polysomnographie

Objektive Diagnostik ist im Zusammenhang mit Schlafstörungen in der Regel nicht notwendig. Der Goldstandard ist die sogenannte Polysomnographie, d. h. eine Diagnostik des Schlafs mittels mehrerer physischer Maße, welche im Schlaflabor (oder teilweise auch ambulant) vorgenommen wird. Meist beinhaltet eine PSG die Messung der

Vitalparameter (z. B. Puls, Atemfrequenz, Sauerstoffsättigung), des Muskeltonus (Elektromyographie, EMG) sowie der Hirnaktivität (Elektroenzephalographie, EEG), um die Schlafphasen ermitteln zu können. Eine derart aufwändige Diagnostik ist jedoch ausschließlich bei einem Verdacht auf somatisch bedingte Schlafstörungen (z. B. atmungsgebundene Schlafstörungen) notwendig. Die entsprechende Indikation sollte vorab ärztlich abgeklärt werden.

5 Ausblick auf die psychotherapeutische Behandlung von Schlafstörungen

5.1 Behandlung der Insomnie

Goldstandard bei der Behandlung von Ein- und Durchschlafstörungen ist laut S3-Leitlinien (Riemann et al., 2017) die Kognitive Verhaltenstherapie für Insomnie (KVT-I, Riemann & Backhaus, 1996). Sie beruht auf der Annahme, dass sich bei Betroffenen im Verlauf der Erkrankung Verhaltensweisen und Überzeugungen entwickeln, die mit gutem Schlaf nicht kompatibel sind und die somit zur Aufrechterhaltung der Problematik beitragen. Ziel der Behandlung ist folglich, diese Überzeugungen aufzuweichen und das Verhalten insofern zu verändern, als es wieder mit gutem Schlaf vereinbar wird. Dabei umfasst die KVT-I verschiedene Bausteine (angelehnt an Spiegelhalder et al., 2011): Psychoedukation, Entspannungstechniken, Schlafrestriktion, Stimuluskontrolle und kognitive Therapie.

INFO Kerninterventionen der KVT-I

Schlafrestriktion: Beruht auf der Beobachtung, dass nach Schlafdeprivation in der Folgenacht schneller eingeschlafen und tiefer geschlafen wird. Folglich wird die gezielte Schlafdeprivation zur Behandlung von Insomnie angewandt. Hierfür führen Klient:innen über mehrere Wochen Schlaftagebücher, anhand derer wöchentlich die Schlafeffizienz (prozentualer Anteil der Schlafdauer an der Bettzeit) berechnet wird. Die Schlafdauer wird daraufhin auf ein individuelles Minimum begrenzt. Wird in der Folgewoche eine Schlafeffizienz von > 80 % erreicht, darf die Schlafdauer schrittweise von Woche zu Woche erweitert werden bis wieder eine »normale« Schlafdauer bei guter Schlafeffizienz erreicht wird.

Stimuluskontrolle: Basiert auf der Annahme der Konditionierung, wonach der Reiz (Stimulus) »Bett« psychologisch mit der Reaktion »schlafen« verknüpft ist. Bei anhaltenden Schlafstörungen ist diese Verbindung unterbrochen. Stattdessen ist das »Bett« mit Reaktionen wie z. B. »auf dem Handy spielen« oder »grübeln« verknüpft. Diese ungünstigen Konditionierungen gilt es zu durchbrechen und den Stimulus »Bett« erneut mit »schlafen« zu verbinden. Hierfür werden folgende Regeln empfohlen:

1. Nur mit ausgeprägter Müdigkeit ins Bett gehen;
2. das Bett nur zum Schlafen verwenden;
3. bei längeren Wachphasen (z. B. wenn Grübeln das Einschlafen verhindert) das Bett verlassen;
4. das Bett tagsüber nicht für Aktivitäten verwenden (z. B. Hausaufgaben machen) oder den Stimulus hierfür zumindest anders gestalten (z. B. mit einer Tagesdecke).

Grundlegend basiert STARS auf der KVT-I. Ihr Kernstück, die Schlafrestriktion und damit gezielte Schlafdeprivation, kann in manchen Lebenssituationen und bei manchen komorbiden Störungsbildern jedoch kontraindiziert sein oder ist zumindest fragwürdig (z. B. bei starkem Grübeln, Hyperarousal, Dissoziationsneigung, Albträumen). Sie wird häufig als belastend erlebt und führt dadurch (ohne engmaschige Betreuung) trotz ihrer hohen Wirksamkeit häufig zu Therapieabbrüchen. Zusätzlich geht die KVT-I generell nicht auf Albträume ein. Sollten bei Klient:innen Ein- und Durchschlafstörungen im Mittelpunkt stehen, sollte jedoch der Evidenz folgend über eine strikte Anwendung der KVT-I nachgedacht werden. Weitere Informationen zur KVT-I sowie entsprechende Schulungsangebote finden sich auf der Website der Deutschen Gesellschaft für Schlafmedizin (www.dgsm.de).

Neueren Erkenntnissen der Schlafforschung folgend, entwickelten Schlafforscher:innen in den USA einen transdiagnostischen Behandlungsansatz, Trans-C (Harvey & Buysse, 2017). Trans-C greift etablierte Interventionen der KVT-I auf und erweitert sie um optionale Module, die für Subgruppen relevant sind (z. B. Albtraumbehandlung, Umgang mit schwieriger Schlafumgebung). Die Interventionen wurden v. a. für Jugendliche und junge Erwachsene entwickelt und sind somit einfach erklärt und durch den Einsatz von Verhaltensexperimenten für Klient:innen praktisch erfahrbar. Dieses transdiagnostische Vorgehen sehen wir auch als vielversprechend für die Behandlung von Personen mit Fluchterfahrung. Von daher orientieren sich einige Elemente von STARS näher an Trans-C als an der ursprünglichen KVT-I.

5.2 Behandlung von Albträumen

Bei der Behandlung von Albträumen ist die *Imagery Rehearsal Therapy* (IRT) der Goldstandard. Sie beruht auf der Annahme, dass sich wiederkehrende Albträume im Verlauf zu einer Gewohnheit und Erwartung entwickeln. Mit dieser Gewohnheit oder Erwartung soll dadurch gebrochen werden, dass die wiederkehrenden Albträume umgeschrieben werden und das furchteinflößende Ende durch ein positiveres Ende ersetzt wird. Diese veränderte Fassung wird dann tagsüber wiederholt und somit als neue Gewohnheit trainiert. STARS integriert einzelne Aspekte der IRT (z. B. Psychoedukation, Positive Imagination), verzichtet jedoch im Gruppensetting darauf, mit spezifischen Albtrauminhalten zu arbeiten. Sollten bei einem:r Teilnehmenden der Leidensdruck aufgrund von Albträumen bestehen, sollte eine Fortsetzung der Behandlung mittels IRT im Anschluss an das STARS-Programm empfohlen werden. Es existieren verschiedene Manuale zur IRT, z.B. von Thünker & Pietrowsky. IRT kann von Klient:innen grundsätzlich auch in Eigenregie mittels Selbsthilfe-Ratgebern (z.B. Lancee & Spoormaker, 2006) praktiziert werden. Bei posttraumatischen Albträumen raten die Autoren jedoch von einer unbegleiteten Anwendung ab. IRT wurde bereits auf die Behandlung Geflüchteter angepasst und zeigte vielversprechende Ergebnisse für diejenigen Klient:innen, bei denen Albträume im Zentrum der Schlafstörungssymptomatik stehen (Poschmann & Competence Center of Transcultural Psychiatry, 2017). Das entsprechende Manual kann über die Website des Zentrums angefragt werden (https://www.psykiatri-regionh.dk/centre-og-social-tilbud/kompetencecentre/transkulturel-psykiatri/Research/Pages/default.aspx).

Über die IRT hinaus existiert die Möglichkeit, Albträume mittels der Technik des Luziden Träumens zu behandeln. Luzides Träumen bedeutet, dass sich eine Person der Tatsache bewusst ist, dass sie gerade träumt (Thünker & Pietrowksy, 2021). Zum gegenwärtigen Zeitpunkt fehlt es jedoch an wissenschaftlicher Evidenz zu dieser Intervention (de Macêdo et al., 2019). Studien zufolge scheinen nicht alle Betroffenen in der Lage, die Technik erfolgreich anzuwenden, und der therapeutische Nutzen bleibt bis heute unklar. Insbesondere angesichts fehlenden Wissens zu Risiken bei der Anwendung bei Personen mit weiteren psychischen Störungen (z.B. PTBS) bzw. mit Fluchterfahrung können wir hierzu aktuell keine Empfehlung aussprechen.

5.3 Digitale Interventionsmöglichkeiten

In den letzten Jahren sind zahlreiche vielversprechende digitale Angebote zur Behandlung von Schlafstörungen entwickelt worden (für einen Überblick siehe Simon et al., 2022). Neben einigen kommerziellen (z.B. *headspace, healthy minds, eaze*) und werbefinanzierten Apps unterschiedlicher Qualität, gibt es seit 2021 auch eine wissenschaftlich überprüfte, offiziell von den Krankenkassen anerkannte digitale Möglichkeit der Insomnie-Behandlung. Die App *somnio* lässt sich ärztlich und psychotherapeutisch auf Rezept verschreiben (https://somn.io). Leider ist sie bislang ausschließlich auf Deutsch und Französisch verfügbar, soll laut Anbieter jedoch auch in anderen Sprachversionen zur Verfügung gestellt werden. Darüber hinaus gibt es einige deutschsprachige digitale Schlaftrainings, deren Kosten aktuell nur von ausgewählten Krankenkassen übernommen werden, z.B. von *HelloBetter* (https://hellobetter.de/online-kurse/schlafen).

Im Rahmen eines Forschungsprojekts der Universität Freiburg zeigte sich ein kulturell adaptiertes digitales Selbsthilfe-Tool gegen Schlafstörungen für Geflüchtete als vielversprechend (Spanhel et al., 2022). Eine wissenschaftliche Überprüfung der Wirksamkeit des Tools ist allerdings ausstehend, bevor es frei verfügbar gemacht werden könnte.

DOTT.SSA CAMILLA ULIVI, FACHÄRZTIN FÜR PSYCHIATRIE UND PSYCHOTHERAPIE (REFUGIO MÜNCHEN)

6 Ausblick auf die medikamentöse Behandlung von Schlafstörungen

6.1 Basiswissen

Laut der aktuellen S3-Leitlinien zur Behandlung der Insomnie bei Erwachsenen soll die KVT-I bei Erwachsenen jedes Lebensalters als erste Behandlungsoption für Insomnien durchgeführt werden (Empfehlungsgrad A). Eine medikamentöse Therapie kann angeboten werden, wenn die KVT-I nicht hinreichend effektiv war oder nicht durchführbar ist. Leider spiegelt das nicht die klinische Praxis wider. Grund dafür ist mutmaßlich der leichtere Zugang zu pharmakologischen Optionen.

Im Herangehen und Umgang mit medikamentöser Behandlung fehlt es jedoch sowohl seitens betroffener Klient:innen als auch seitens von Fachpersonal häufig an ausreichenden Hintergrundinformationen. So ist für viele überraschend, dass es sich trotz des im Volksmund weit verbreiteten Begriffs der »Schlafmittel« hierbei um keine einheitliche Wirkstoffklasse handelt. Stattdessen handelt es sich um eine Vielzahl verschiedener Präparate mit unterschiedlichen Wirkungsweisen, Wirkprofilen und entsprechend unterschiedlichen Risiken und Nebenwirkungsprofilen. Nicht alle Präparate wurden primär zur Behandlung von Schlafstörungen entwickelt. Einige Präparate haben sich über Umwege und z.T. über ihr Nebenwirkungsprofil in der Schlafbehandlung etabliert. Ein prominentes Beispiel für dieses Vorgehen ist Mirtazapin, ein Präparat aus der Gruppe der Antidepressiva, die an sich zur Behandlung depressiver Störungen zugelassen sind. In niedriger Dosierung kommt Mirtazapin häufig bei Schlafbeschwerden zum Einsatz. Die Empfehlungen zu Einnahmezeit, -dauer und möglichen Nebenwirkungen weichen entsprechend deutlich von denen anderer Präparate mit primär sedierender Wirkung, wie z.B. Benzodiazepinen, ab. In Tabelle 4 sehen Sie einen groben Überblick über die wichtigsten Wirkstoffklassen, die in der Behandlung von Schlafstörungen zum Einsatz kommen, sowie exemplarisch ihre wichtigste Indikation und häufigsten Nebenwirkungen (→Tab. 4).

Wichtig ist, dass es kein »Patentrezept« für die medikamentöse Behandlung von Schlafstörungen gibt. Vielmehr hängt die Medikation von einer Vielzahl individueller Faktoren der jeweiligen Klient:in ab, wie z.B. körperliche und psychische Begleiterkrankungen, Alter, Geschlecht, Stoffwechsel, Schweregrad der Belastung, Lebenssituation (z.B. Schichtarbeit).

Behandler:innen orientieren sich hierbei an Leitlinienempfehlungen (z. B. S3-Leitlinie Insomnie, Riemann et al., 2017) nach aktuellem Forschungsstand. Auch für Behandler:innen ist in vielen Fällen jedoch ein iteratives Vorgehen nötig (d. h. mehrfache Wiedervorstellung mit Änderungen der Wirkstoffe, Dosierung etc.), um eine individuell passende Medikation zu finden. Wichtig zu beachten ist, dass der Wechsel des Präparates auch innerhalb derselben Substanzklasse (z. B. von Pipamperon zu Chlorprothixen) zu einer Besserung der Verträglichkeit und Wirksamkeit bei der jeweiligen Klient:in führen kann.

Bei der Auswahl des Präparats sollte neben dem Nebenwirkungsprofil die Komorbidität der Betroffenen berücksichtigt werden. Bei Traumafolgestörungen zum Beispiel umfasst dies vor allem depressive Störungen, Abhängigkeitsstörungen sowie chronische Schmerzsyndrome. Im Falle einer komorbiden mittelgradigen oder schweren depressiven Episode und nach dem Prinzip der Vereinfachung der pharmakologischen Behandlung sollten sedierende Antidepressiva (z. B. Mirtazapin, Agomelatin, oder Trimipramin) in Erwägung gezogen werden. Um ihre Wirkung zu entfalten, müssen allerdings Antidepressiva täglich eingenommen werden. Die schlafanstoßende Wirkung tritt meistens bereits während der ersten Einnahmewoche auf, wobei für die antidepressive Wirkung mit einer Wirklatenz von zwei bis vier Wochen zu rechnen ist. Eine ausführliche Aufklärung bezüglich Wirkung, Wirklatenz und möglicher Nebenwirkungen ist unabdingbar und sollte durch eine Fachärzt:in für Psychiatrie und Psychotherapie oder Psychosomatische Medizin und Psychotherapie erfolgen.

6.2 Besondere Herausforderungen in der medikamentösen Behandlung von Menschen mit Flucht- und Migrationserfahrung

Eine Herausforderung in der Pharmakotherapie bei Menschen mit Flucht- oder Migrationserfahrung ist eine *hohe Skepsis* diesbezüglich. Übliche Vorbehalte zum Einsatz von Medikamenten sind einerseits Ängste vor möglichen Nebenwirkungen (»Dann werde ich so benommen sein, dass ich tagsüber zu nichts kommen werde!«), andererseits vor der Entwicklung einer Abhängigkeit (»Ich muss die Tabletten dann mein ganzes Leben lang nehmen!«). Für eine erfolgreiche Behandlung im Sinne der Patient:in ist daher ein ausführliches Gespräch unabdingbar, bei dem solche Zweifel ausgeräumt werden können. Die Vermittlung allgemeiner Informationen kann bereits bei der Erstberatung hilfreich sein, um einige dieser Ängste zu lindern. So kann beispielsweise erklärt werden, dass es zwar stimmt, dass Medikamente auch Nebenwirkungen haben, dass aber einige davon sich durch die Anpassung der Dosis oder der Einnahmenuhrzeit oder durch einen Wechsel des Wirkstoffes bzw. der Darreichungsform (z. B. Tropfen statt Tabletten für einen rascheren Wirkungseintritt oder die Retardform für eine längere Wirkungsdauer im Fall von Durchschlafstörungen) reduzieren lassen. Außerdem gibt es eine Vielzahl an Präparaten, die nicht abhängig machen. Folglich ist es wichtig, Betroffene bei der Äußerung von Skepsis und Problemen im Zusammenhang mit Medikamenteneinnahme unbedingt zu einer erneuten Konsultation der/dem behandelnden Arzt:in zu motivieren. Insbesondere bei persistenten Schlafstörungen, die länger als vier Wochen andauern oder wiederkehrend auftreten, empfiehlt sich die Konsultation einer Fachärztin:es für Psychiatrie/Psychosomatische Medizin und Psychotherapie anstatt einer Hausärzt:in.

Eine weitere Herausforderung ist die Bereitschaft, Medikamente überhaupt einzunehmen, und zwar regelmäßig (*Compliance*). Die Compliance ist bei vielen Patient:innen mit Migrationserfahrung eher gering. Neben den oben erwähnten verbreiteten Vorurteilen gegenüber Psychopharmaka liegen die Vorbehalte an verschiedenen Faktoren, z. B. einem großen Stigma, das sie möglicherweise hinsichtlich Medikamente für psychische Erkrankungen aus dem Herkunftsland kennen. Eine große Rolle spielt zudem die Sprachbarriere. Eine genaue Aufklärung ist ohne Sprachmittelung erschwert, und dies kann zu Missverständnissen über Instruktionen zu Einnahmedauer und -häufigkeit führen. Nicht zu unterschätzen sind zudem ein allgemeines Misstrauen, das viele Patient:innen mit schweren traumatischen Erlebnissen in der Vorgeschichte typischerweise begleitet, sowie soziale Faktoren, welche den Zugang zu regelmäßigen Arztkonsultationen erschweren (z. B. Umverteilung von einem Ankerzentrum zu einer Gemeinschaftsunterkunft mit zwangsläufigem Behandlerwechsel; finanzielle Schwierigkeiten bei der Bezahlung von Rezeptgebühren; noch nicht vorhandene Krankenkassenkarte mit erschwerter fachärztlicher Terminvermittlung). Ein kontextsensibler Ansatz, der Einsatz von Sprachmittler:innen und ausreichend Zeit, um das Thema gründlich zu besprechen und mögliche Fragen oder Zweifel der Klient:in zu adressieren, sind wichtige Elemente der psychiatrischen Behandlung.

Für viele Patient:innen erscheint eine *Bedarfsmedikation* bei Schlafstörungen besser akzeptierbar: In diesem Fall dürfen sie selbst entscheiden, ob und wann sie das Medikament einnehmen. Das damit einhergehende Gefühl der Kontrolle und Selbstwirksamkeit in Bezug auf die Therapie spielt bei der Behandlung, insbesondere bei traumatisierten Patient:innen, eine wichtige Rolle und kann die Compliance verbessern. In diesem Fall ist es ratsam, die maximale Einnahmemenge der Bedarfsmedikation klar festzulegen, um Überdosierungen zu vermeiden.

Insgesamt gilt es, bei der medikamentösen Behandlung keinen einfachen und schnellen Erfolg zu versprechen, sondern gleich zu erklären, dass jeder Mensch anders auf Medikamente reagieren kann und deswegen manchmal nicht sofort »das Richtige« für sie/ihn gefunden werden kann. Die Schlafstörungen, die bei Traumafolgestörungen auftreten, sind multifaktoriell bedingt und leider nicht immer einfach zu behandeln. Durch eine gute medikamentöse Einstellung können jedoch sehr gute Ergebnisse und eine allgemeine Besserung der Lebensqualität der Betroffenen erreicht werden.

6.3 Kombination mit psychotherapeutischer Behandlung: Widerspruch oder Hand in Hand?

Wie oben erwähnt, stellt die KVT-I gemäß der aktuellen wissenschaftlichen Datenlage die effektivste therapeutische Methode bei Erwachsenen dar. Sie kann im Einzel- oder Gruppensetting angeboten werden und sollte immer als erstes Verfahren bei Patient:innen mit Schlafstörungen vorgeschlagen werden. Die zugelassenen, verschreibungspflichtigen Medikamente gegen Insomnie (d.h. Benzodiazepine und Z-Substanzen) sollten nicht über längere Zeiträume, in der Regel für nicht mehr als vier Wochen, verordnet werden. Bei hartnäckigen Schlafstörungen oder psychiatrischer Komorbidität mit Angst-, Traumafolge- oder affektiven Störungen empfiehlt sich die Behandlung der komorbiden Erkrankungen und der Insomnie. Eine pharmakologische Therapie schließt dennoch in keinem Fall eine psychotherapeutische Behandlung aus, im Gegenteil: Die durch eine erfolgreiche Psychotherapie empfundene Selbstwirksamkeit bei der Bekämpfung von Schlafstörungen wirkt sich ebenfalls positiv auf die meistens komorbiden psychiatrischen Erkrankungen aus. Zusätzlich kann eine alleinige medikamentöse Behandlung mit manchen Präparaten (Benzodiazepinen oder Z-Substanzen) zu einer körperlichen Abhängigkeit führen oder den Eindruck bei dem/der Patient:in entstehen lassen, auf das Arzneimittel angewiesen zu sein. Dies kann negative kognitive und emotionale Effekte haben (Hilflosigkeit, Gefühl des Ausgeliefertseins), die eine eventuell vorliegende psychiatrische, komorbide Erkrankung wiederum verschlechtern könnten.

Wir nutzen bei *Refugio* in der Kommunikation häufig eine Metapher, die wir von einem afghanischen Patienten gelernt haben:

> *Wenn die Schlafprobleme sehr stark sind, ist es häufig hilfreich, »auf zwei Beinen sicher und stabil zu stehen«. Das eine Bein stellt Empfehlungen und Techniken aus der Psychotherapie dar, die man konsequent anwendet. Das zweite Bein stellt Medikamente dar, die den Schlaf etwas leichter machen.*

FAZIT ZU MEDIKATION

Psychotherapie und Pharmakotherapie sind als zwei wichtige Säulen der Behandlung der Insomnie zu betrachten, die sich in ihrer Funktion gegenseitig ergänzen und auf denen eine effektive Therapie beruhen sollte.

	Wirkstoffname (Beispiele)	Handelsnamen (Beispiele)	Bevorzugt bei	Häufigste Nebenwirkungen	Wichtig zu beachten
Benzodiazepine	Lorazepam, Brotizolam	Tavor®, Lendormin®	Notfallmedikation (Tavor®), hohe körperliche Erregung; Kurzzeitbehandlungen	Abhängigkeits- und Toleranzentwicklung, Tagesmüdigkeit, Beeinträchtigung der Aufmerksamkeit	Abhängigkeitsgefahr! Nur kurzfristig einnehmen (so kurz wie möglich)
Z-Substanzen	Zopiclon, Zolpidem	Ximovan®, Stilnox®	Kurzzeitbehandlungen	Tagesmüdigkeit, Beeinträchtigung der Aufmerksamkeit; Abhängigkeits- und Toleranzentwicklung nicht auszuschließen	Bei Suchterkrankungen aufgrund des Abhängigkeitspotentials nicht empfohlen; nicht geeignet bei ambulanten Behandlungen, die voraussichtlich länger als vier Wochen dauern werden
Sedierende Trizyklika und serotonerge Substanzen	Doxepin, Amitriptylin, Trimipramin, Trazodon	Aponal®, Amineurin®, Stangyl®, Trittico®	Wirksam bei Schlafstörungen (schon in niedrigeren Dosierungen) und depressiven Störungen. Positive Studienergebnisse für Amitriptylin (auch anwendbar bei chronischen Schmerzstörungen)	u. a. Mundtrockenheit, Obstipation, Gewichtszunahme, Herzrhythmusstörungen, orthostatische Dysregulation	Mit signifikanten Nebenwirkungen aufgrund des wenig spezifischen Rezeptorprofils assoziiert
NaSSa (Noradrenergic and Specific Serotonergic Antidepressant)	Mirtazapin	Mirtalich®	Ein- und Durchschlafstörungen mit komorbider depressiver Symptomatik	Gewichtszunahme, lebhafte Albträume, Herzrhythmusstörungen	Positive Ergebnisse für das Vollbild einer PTBS liegen in verschiedenen Studien vor

Neuroleptika **1. Niederpotente** **2. Mittelpotente** **3. Hochpotente**	1. Melperon, Pipamperon 2. Chlorprothixen, Prothipendyl, Quetiapin 3. Olanzapin	1. Melperon®, Pipamperon® 2. Truxal®, Dominal®, Seroquel® 3. Zyprexa®	Gute schlafinduzierende Wirkung; zu bevorzugen bei hartnäckigen Schlafstörungen oder bei komorbider Abhängigkeitserkrankung.	Metabolische, kardiale, vegetative, extra-pyramidale Nebenwirkungen	Melperon und Pipamperon sind für Schlafstörungen zugelassen; günstiges NW-Profil bei geringer anticholinerger und antidopaminerger Wirkung. Positive Evidenz für Schlafstörungen und PTBS bei einigen atypischen Antipsychotika (v. a. Olanzapin und Risperidon) CAVE: NW-Profil im Fall einer kontinuierlichen Behandlung über mehrere Monate beachten (Gewichtszunahme, Risiko eines metabolischen Syndroms, Herzrhythmusstörungen usw.)
Antihistaminikum	Promethazin	Atosil®	Schlafstörungen und Unruhe/Erregungszustände	Mundtrockenheit, orthostatische Kreislaufprobleme	Kein Abhängigkeitspotential. Hohes Interaktionsrisiko; schwächer wirksam als Benzodiazepine
Antiadrenerge Substanzen	Prazosin, Doxazosin	Minipress®, Cardular®	Albtraumstörung	Orthostatische Beschwerden, Müdigkeit, Schwächegefühl	Lange mit Evidenz A gegen Schlafstörungen und Albträume bezeichnet (Prazosin); mittlerweile uneindeutige Evidenzlage. Aufgrund verbleibender Restsymptomatik bei der Behandlung einer PTBS mit anderen Medikamenten zu kombinieren
Hormon	Melatonin	Circadin®	Störungen des Schlaf-Wach-Rhythmus	Gelegentlich Reizbarkeit, Albträume, Benommenheit	keine Evidenzlage als Hypnotikum (= Schlafmittel)

Tab. 4: Überblick über die wichtigsten Wirkstoffklassen in der Behandlung von Schlafstörungen sowie Indikation und Nebenwirkungen

6.4 Exkurs: Nicht-verschreibungspflichtige Substanzen

Wir nehmen in unserer Arbeit ein zunehmendes Interesse an nicht-verschreibungspflichtigen Substanzen wahr. Für Baldrian und andere Phytopharmaka kann allerdings aufgrund der unzureichenden Datenlage keine Empfehlung zum Einsatz in der Insomniebehandlung gegeben werden (Riemann et al., 2017). Allerdings können beruhigende Tees (wichtig: ohne Teein) als Teil eines Schlafrituals oder der abendlichen Entspannungsroutine eine wirkungsvolle Ergänzung sein (→ Sitzung 5).

JONATHAN EBERT, SOZIALPÄDAGOGE B. A. (REFUGIO MÜNCHEN)

7 Die Rolle der Sozialen Arbeit bei Schlafproblemen

7.1 Abgrenzung Soziale Arbeit und Psychotherapie

Ein Ziel Sozialer Arbeit, ähnlich wie der Psychotherapie, ist die Erhöhung *der individuellen Handlungsfähigkeit der Klient:innen in ihrem jetzigen Lebenskontext* (Böhnisch, 2016). Dabei sollen Klient:innen durch die schrittweise Hinführung an eine selbstbewusste und selbstständige Einstellung zur Lebensbewältigung (wieder) in die Lage versetzt werden, die Zusammenhänge ihrer (neuen) Lebenswelt nachzuvollziehen und zu erkennen, wo und in welchem Rahmen sie selbst aktiv werden können, um ihr Leben zu beeinflussen.

Jedoch kollidieren bei Geflüchteten oft die Handlungsmöglichkeiten des Einzelnen mit den strukturellen Lebensbedingungen. Soziale Arbeit rückt die gesellschaftliche Komponente und das Lebensumfeld in den Fokus und geht der Frage nach, wie und wo Klient:innen durch ihren Lebenskontext geprägt bzw. befähigt oder behindert werden. Probleme und Lösungsansätze setzen an der Lebensumwelt des Menschen an. Zugleich soll Soziale Arbeit (politisch) Einfluss nehmen, um gesellschaftliche Strukturen menschenwürdig zu gestalten und damit die Entstehung günstiger(er) Sozialräume zu fördern, da dies positive Auswirkungen auf das unmittelbare Lebensumfeld der Klient:innen hat (nach Staub-Bernasconi 2018, S. 217 ff.).

Dieser Beitrag will versuchen, die strukturellen Rahmenbedingungen im Leben geflüchteter Menschen in Deutschland, deren Einfluss auf ihren Schlaf und Einflussmöglichkeiten der Sozialen Arbeit zu skizzieren. Gerade bei psychisch kranken Klient:innen können äußere Unsicherheiten das innere Chaos verstärken und die Person zusätzlich destabilisieren. Meist vermischen sich dabei unterschiedlichste Probleme und Unsicherheiten oder bedingen sich gegenseitig.

7.2 Strukturelle Rahmenbedingungen und ihr Einfluss auf den Schlaf

Die Relevanz struktureller Rahmenbedingungen auf die psychische Gesundheit wird beim Thema Schlaf besonders deutlich. Zweifelsohne beeinflusst die Art und Weise des Wohnens und der Unterbringung auf Dauer den Schlaf – Lärm, Enge und mangelnde Privatsphäre sowie Sicherheit machen es vielen schwer, Ruhe und Erholung im Schlaf zu finden und nagen so langfristig an der psychischen Verfassung. Hinzu kommen fehlende Möglichkeiten der Tagesstrukturierung und damit verbundene berufliche Zukunftsängste, die unseren Klient:innen nachts den Schlaf rauben. Eine Zukunftsplanung ist wegen der Unsicherheit des legalen Aufenthalts in Deutschland oft nicht oder nur sehr begrenzt möglich. Zu diesen »alltäglichen« Belastungen kommen mögliche Sorgen um Familienmitglieder oder andere Bezugspersonen, die in den Heimat- oder Transitländern zurückgeblieben sind. Häufig gehen mit diesen negativen Gedanken auch die Isolation und Einsamkeit in der neuen, fremden Kultur einher. Die Konfrontation mit einer unbekannten Lebenswelt in all ihren Facetten ist anspruchsvoll. Eine zusätzliche Herausforderung für Asylbewerber:innen stellt die Orientierungslosigkeit als Folge eines schwer verständlichen rechtlichen Systems dar. Neben diesen Einflüssen auf den Schlaf beeinträchtigt aber auch der Schlafmangel die Handlungsfähigkeit im Alltag: durch ihn ist beispielsweise die Konzentrationsfähigkeit in der schulischen oder beruflichen Ausbildung oder auch die allgemeine emotionale Belastbarkeit und Stress-Resilienz erschwert.

In der Asylsozialberatung bei *Refugio München* haben sich über die Jahre sieben Ebenen herauskristallisiert, auf denen wir in unserer Arbeit ansetzen (→Tab. 5). Hier soll exemplarisch und stichpunktartig aufgelistet werden, welche Fragen bzw. Sorgen in diesem Bereich einen Einfluss auf den Schlaf haben können und wie konkrete Handlungsschritte aussehen könnten.

Wichtig ist hierbei, folgende Unterscheidung zu kennen:

- Personen mit einer Aufenthaltserlaubnis können zu all diesen Themen bei Migrationsberatungsstellen[3] Unterstützung bekommen.
- Personen ohne festen Aufenthalt (Aufenthaltsgestattung, Duldung oder Fiktionsbescheinigung) können bei Asylsozialberatungsstellen oder bei den Beratungen in ihrer Gemeinschaftsunterkunft angebunden werden.
- Erfahrungsgemäß gibt es Migrationsberatungsstellen häufiger als Asylsozialberatungsstellen.

Eine erfolgreiche psychosoziale Arbeit hin zur Genesung ist auch beim Thema Schlaf und Schlafstörungen meist nur dann möglich, wenn das umgebende System mitberücksichtigt wird. Häufig kommt sozialarbeiterischen Interventionen hier eine hohe

3 Migrationsberatungsstellen für Erwachsene (MBE) und für Kinder und Jugendliche (JMD) gibt es bei vielen Trägern und können über https://bamf-navi.bamf.de/en/Themen/Migrationsberatung/ gefunden werden.

Lebensbereich	Möglicher Einfluss auf Schlaf/durch Schlafmangel	Konkrete Handlungsmöglichkeiten
1. RECHTLICHES (Aufenthaltstitel und -perspektive, Abschiebung, Rechte und Pflichten)	Grübeln, Unsicherheit; Angst: »Darf ich bleiben oder muss ich gehen? Werde ich nachts abgeholt?«	▪ Information und Aufklärung der rechtlichen Lage und Perspektive durch Rechtsanwält:innen oder Rechtsberatung
2. BILDUNG & ARBEIT (Deutschkurs, Arbeitserlaubnis, Arbeitsstelle)	Strukturverlust, Grübeln; Hoffnungs- und Perspektivlosigkeit; Geringschätzung; Konzentrationsprobleme durch Schlafmangel;	▪ Arbeitsberatung (Arbeitsvoraussetzungen, Zugänge) ▪ Sprach- und Integrationszentrum für Sprachkurse und Schulzugang ▪ Asylsozialberatung für Arbeitsrechte ▪ Sensibilisierung des Helferkreissystems für psych. Probleme
3. GESUNDHEIT & ERNÄHRUNG (Verletzungen und Krankheiten, psychische Belastung, Fremdes Essen)	Körperliche Schmerzen; Gedankenkreisen, Grübeln; Alpträume; Hunger, schlechtes Essen;	▪ Psychiatrische Anbindung durch Krankenschein (Sozialamt) oder Krankenkasse ▪ Diversifizierung des Hilfebedarfs erläutern (Spezialistensystem) ▪ Vermittlung eines Psychotherapieplatzes (PSZ) ▪ Einkaufsmöglichkeiten für Essen aus der Heimat
4. SOZIALE UNTERSTÜTZUNG (Hilfsangebote, soziales Netzwerk, Schutz, Angehörige)	Einsamkeit, Isolation; Depressive Gedanken; Sorge um Familienangehörige; Schuldgedanken;	▪ Vermittlung sozialer Kontakte, z. B. über Ehrenamtliche und Community ▪ Vermittlung spezieller Angebote für Geflüchtete (Sport, Musik, etc.) ▪ Beratungsstellen bei Diskriminierung und Übergriffen
5. WOHNEN & MOBILITÄT (Gemeinschaftsunterkunft, Umzug, Reisebeschränkung)	Schlafumgebung, Lärm; Nächtliche Ruhestörungen; Angst vor Security;	▪ Beratung, ob Umzug oder Einzelzimmer möglich ist, evtl. mit ärztlichem/psychotherapeutischem Attest ▪ Mit Hausverwaltung (Gemeinschaftsunterkunft) sprechen und diese sensibilisieren
6. FINANZEN (Leistungsbezug, Schulden, Verpflichtungen)	Geldsorgen; Schulden und Gläubiger; Finanzierung Unterhalt; Familie/Schlepper;	▪ Aufklärung und Beratung über Leistungsanspruch und Pflichten ▪ Schuldnerberatung ▪ Finanzplan erstellen
7. INTERNET & MEDIEN (Kontakte, Wissensbeschaffung, appbasierte Hilfen)	Negativer Konsum (Verstärkung von Sorge; Ablenkung) Positiver Konsum (Kontakt halten zu Familie, Freunden, Herkunftsland)	▪ Aufklärung über negativen Konsum, Alternativen vorstellen ▪ WLAN-Hotspots, Internetcafés, Verträge

Tab. 5: Sieben Dimensionen der Asylsozialberatung

Bedeutung zu. Eine Aufklärung der Betroffenen über die rechtliche Situation und die Unmöglichkeit einer Abschiebung kann beispielsweise Abschiebungs-Ängste abbauen. Wohnprobleme aufgrund von Lärmbelastung oder Mitbewohner können durch Mediation oder ggf. die Einleitung einer Umverteilung in eine andere Unterkunft beeinflusst werden. Auch die An- und Einbindung eines Helfersystems durch Rechtsanwält:innen, Ärzt:innen, Beratungsstellen und Ehrenamtliche kann zu einer Stabilisierung führen und sich so positiv auf den Schlaf auswirken. Eine ebenso hohe Bedeutung kommt der Aufklärung des Helfersystems zu, damit beispielsweise Konzentrationsprobleme in Schule und Ausbildung richtig eingeordnet werden und den Klient:innen nicht angelastet werden.

Unsere Erfahrung bei *Refugio München* zeigt uns, dass – natürlich nur mit Zustimmung der Klient:innen – ein enger Austausch zwischen Psychotherapeut:in und Sozialarbeiter:in hilfreich ist, damit die Ziele von Therapie und sozialer Beratung ineinandergreifen. Die Einschätzung und Mitarbeit der Sozialen Arbeit ist dort hilfreich, wo strukturelle Begrenzungen durch Gesetze und soziale Realitäten liegen.

FAZIT ZUR ROLLE DER SOZIALEN ARBEIT

Genesung hängt von verschiedensten Faktoren ab. Vor allem in der Arbeit mit psychisch belasteten Asylbewerber:innen ergibt sich oft eine unübersichtliche multidimensionale Problemkonstellation, bei der kontextuelle Lebensbedingungen mit psychischen Faktoren interagieren. Die Verbesserung der strukturellen Lebensbedingungen und Handlungsfähigkeit sollte eigentlich klar in der Sozialen Arbeit angesiedelt sein. Leider fehlen für diese Maßnahmen an vielen Orten die Kapazitäten, Ressourcen oder schlicht die Motivation, sodass Therapeut:innen damit oft allein gelassen werden.

Als einzelne Helfer:in und einzige Hoffnungsträger:in ist dies nur schwer möglich. Die interdisziplinäre Zusammenarbeit und Vernetzung mit entsprechenden Hilfesystemen ist nicht nur zu empfehlen, sondern notwendig.

Teil II

Hintergründe zu STARS – Sleep Training adapted for Refugees

1 Einführung

1.1 Grundlagen des Manuals

STARS basiert auf bestehenden evidenzbasierten Manualen zur Behandlung von Schlafstörungen und ist kontextsensibel an den Bedürfnissen der Zielgruppe von Menschen mit Flucht- und (erzwungener) Migrationserfahrung angepasst. Es finden sich deshalb im Manual die klassischen Interventionen der Psychoedukation, Entspannungsverfahren und Stimuluskontrolle der KVT-I (Spiegelhalder et al., 2011) sowie Elemente wie die Etablierung eines regelmäßigen Schlafrhythmus, einer Abend- und Morgenroutine und der Arbeit an der Tagesfunktionalität des transdiagnostischen Programms Trans-C (Harvey & Buysse, 2017). Hinzu kommen spezifische Inhalte für unsere Zielgruppe, wie der Umgang mit Albträumen angelehnt an die IRT (Poschmann & Competence Center for Transcultural Psychiatry, 2017) sowie Sitzungen zu Grübelprozessen (angelehnt an STARK, Koch & Liedl, 2019) und schwierigen Schlafumgebungen.

In einer Pilotstudie (Dumser et al., 2023) wurde das Programm in der Gruppenbehandlung mit afghanischen Geflüchteten überprüft und anhand der Rückmeldungen vieler Gruppenteilnehmenden und Sprachmittelnden immer wieder angepasst mit dem Ziel der besseren Umsetzbarkeit und Akzeptanz des Konzepts.

1.2 Ziel des Manuals

Das vorliegende Behandlungsprogramm verfolgt das Ziel, den Umgang mit verschiedenen Schlafstörungen wie Ein- und Durchschlafstörungen, Früherwachen und Albträumen zu verbessern. Es kann unabhängig von der Diagnosestellung (z. B. Insomnie, Albtraumstörung, Depression, PTBS) bei Schlafproblemen Anwendung finden. Somit verfolgt es explizit einen transdiagnostischen Ansatz mit einem breiten Anwendungs- und Indikationsbereich. Dabei kommen vor allem niedrigschwellige und kontextsensible Interventionen zur Anwendung, um eine hohe Akzeptanz und Übertragung in den Alltag zu erreichen.

Aufgrund seines niedrigschwelligen Ansatzes stellt das Programm einen guten Einstieg in psychotherapeutische Behandlungskonzepte dar, sodass im Sinne eines Stepped-Care-Modells im Anschluss und bei bestehender Indikation eine störungsspezifische Einzeltherapie aufgesucht werden kann und sollte.

1.3 Überblick über das Manual

Die folgende Tabelle gibt einen Überblick über die Themen und Ziele der Sitzungen (→Tab. 6).

Nr.	Thema	Ziele der Sitzung
1	Einführung	▪ Aufbau von Gruppenkohäsion ▪ Problem- und Zieldefinition ▪ Motivationsaufbau
2	Gesunder Schlaf	▪ Psychoedukation zu gesundem Schlaf ▪ Aufbau von Veränderungsmotivation in Bezug auf die Einhaltung regelmäßiger Schlafzeiten und der Vermeidung von Tagschlaf
3	Schlafumgebung	▪ Validierung der schwierigen kontextuellen Umstände ▪ Entwicklung praktischer Lösungen für belastende Schlafumgebungen
4	Nächtliches Grübeln und Sorgen	▪ Abstand zu nächtlichen Gedankenkreisen gewinnen: »Es bringt nichts, nachts zu grübeln.« ▪ Handlungsstrategien bei nächtlichem Grübeln entwickeln: Unterbrechen und Ablenken
5	Entspannung	▪ Bedeutung von Entspannung für den Schlaf erkennen ▪ Entspannungsfördernde Aktivitäten am Abend kennenlernen ▪ PMR kennenlernen und anwenden können
6	Albträume I – Verstehen und Bewältigen	▪ Verständnis für eigene Albträume entwickeln (Entpathologisierung, Zusammenhang mit Trauma) ▪ Strategien im Umgang mit Albträumen nach dem Erwachen kennenlernen
7	Albträume II – Angst in der Nacht	▪ Verständnis für eigene Angst (bzw. starke Gefühle) in der Nacht entwickeln ▪ Abbau dysfunktionaler Handlungsstrategien ▪ Aufbau funktionaler Handlungsstrategien (bewusstes Abschließen und Hinwenden zu angenehmen Aktivitäten)
8	Positive Imagination	▪ Psychoedukation zum Nutzen von Imaginationstechniken ▪ Einführung in die Anwendung und Durchführung einer Imaginationstechnik
9	Verbesserung der Tagesfunktionalität	▪ Relevanz der Tagesgestaltung und Tagesaktivitäten für die Schlafqualität in der Nacht erkennen ▪ Weitere Einflussmöglichkeiten auf die Tagesfunktionalität kennenlernen (neben dem Schlaf) ▪ Entwicklung einer Morgenroutine
10	Abschluss des Schlaftrainings	▪ Konsolidierung der Inhalte und Rückfallprophylaxe ▪ Abschied

Tab. 6: Themen und Ziele der Gruppensitzungen

2 Rahmenbedingungen

2.1 Auswahl der Teilnehmenden

Indikationsbereich

Das vorliegende Programm ist für Personen mit Schlafstörungen jeglicher Art (z.B. Ein- und Durchschlafstörungen, Albträume, nächtliche Ängste, ...) geeignet. Unserer Erfahrung nach erzielt es gute Effekte bei Personen, die einen sehr unregelmäßigen Schlafrhythmus aufweisen, am Tag schlafen, aufgrund von Grübelprozessen Einschlafprobleme haben, mit Müdigkeit am Tag kämpfen, und/oder unter Albträumen leiden.

Da Schlafstörungen als transdiagnostisches Phänomen verstanden werden, zeigen viele Betroffene gleichzeitig Symptome unterschiedlicher psychischer Erkrankungen. So leiden viele unter einer PTBS mit wiederkehrenden Albträumen und erhöhter Anspannung, unter einer Depression inklusive der charakteristischen Einschlafschwierigkeiten, Früherwachen und Grübelprozessen sowie unter Angststörungen mit Panikattacken und/oder unkontrollierbarer Sorgen. Diese Störungen sind keine Ausschlusskriterien für die Teilnahme an einem STARS-Programm. Sie werden vielmehr in dem transdiagnostischen Ansatz mitberücksichtigt, wenngleich allerdings nicht in den Vordergrund gerückt. Zentral für die Aufnahme in ein STARS-Programm ist deshalb der Belastungsgrad durch die genannten, komorbiden psychischen Erkrankungen.

Kontraindikationsbereich

Steht neben den Schlafstörungen jedoch eine Belastung aufgrund von Intrusionen, starker Antriebslosigkeit, Zwangshandlungen, täglichen Panikattacken oder massiven Schmerzen im Vordergrund und stellen diese die Hauptquelle der Belastung dar, sollte mit dem/der Betroffenen über eine störungsspezifische Psychotherapie (z.B. IRT, Depressionsbehandlung etc.) nachgedacht werden (→ Kap. I.5).

Klare Ausschlussdiagnosen für das STARS-Programm sind:

- akute Suizidalität
- akute Psychose
- starke dissoziative Störung
- Substanzabhängigkeit

2.2 Anforderungen an die Behandler:innen

Das STARS-Programm ist als niedrigschwelliges Training entwickelt worden mit einem breiten Anwendungsbereich für Menschen mit Fluchterfahrung in verschiedenen Kontexten. Es kann nicht nur von therapeutisch arbeitenden Kolleg:innen wie Psychotherapeut:innen oder Ärzt:innen durchgeführt werden, sondern wurde auch für Fachkräfte wie Psycholog:innen (z.B. psychologischer Fachdienst), Sozialarbeiter:innen in Unterkünften oder Jugendhilfeeinrichtungen und Schulsozialarbeiter:innen entwickelt. Wir empfehlen allerdings ausdrücklich, dass mindestens eine der zwei Leitungen bereits Erfahrung in der Durchführung von Gruppen hat.

Einsetzbar erscheint das Programm in unterschiedlichen Settings, wie z.B.

- Behandlungszentren, z.B. für Menschen mit Fluchterfahrung
- Sozialpsychiatrische Dienste
- Jugendhilfeeinrichtungen
- Schulen
- Gemeinschaftsunterkünfte
- psychotherapeutische Praxen oder Ambulanzen
- psychiatrische oder psychosomatische Kliniken und Tageskliniken

Da Schlafstörungen häufig in Verbindung mit psychiatrischen, psychischen und organischen Grunderkrankungen stehen, sind Kenntnisse dieser Erkrankungen hilfreich. Falls dies in Ihrem Setting nicht gegeben ist, empfehlen wir eine zusätzliche Anbindung an entsprechende Stellen (Psychiater:in, Schlafmediziner:in, Psychotherapeut:in) mit regelmäßigen Absprachen. Insbesondere falls die Teilnehmenden zusätzlich zur Gruppenteilnahme eine medikamentöse Schlafbehandlung in Anspruch nehmen, ist eine Zusammenarbeit von großer Bedeutung, damit die zwei Behandlungswege gut ineinandergreifen (→ Kap. I.7).

2.3 Einsatz von Sprach- und Kulturmittelnden

Um sicherzustellen, dass alle Teilnehmenden die Inhalte der Sitzungen sprachlich gut verstehen, raten wir, sofern die finanziellen Mittel dafür bereitgestellt werden können, zum Einsatz von Sprach- und Kulturmittelnden. Dafür sollten nur professionelle Sprachmittelnde eingesetzt werden.

Aus unserer Erfahrung ist es von Vorteil, wenn Sprachmittelnde mit dem Konzept der Gruppe vertraut sind und diese auch unterstützen, denn die Haltung des Sprachmittelnden gegenüber den Inhalten des Programms wird auf direktem oder indirektem Weg schnell auf die Teilnehmenden übertragen. Es zahlt sich folglich aus, ein Vorgespräch mit dem Sprachmittelnden zu vereinbaren und ihn in das Konzept einzuführen. Zudem empfehlen wir, das Geschlecht des Sprachmittelnden an die Teilnehmenden anzupassen und in einer Männergruppe einen männlichen, in einer Frauengruppe einen weiblichen Sprachmittelnden einzusetzen. Die Sprachmittelnden sollten während der Sitzung neben den Gruppenleitenden sitzen. Bei mehr als einem Sprachmittelnden in der Gruppe sollten diese neben den Teilnehmenden ihrer Sprache sitzen.

Allgemein sind bei dem Einsatz von Sprachmittelnden einige Regeln zu beachten:

- In der ersten Sitzung sollte auf die Pflichten und Regeln hingewiesen werden: 1.) Schweigepflicht der Sprachmittelnden; 2.) dieser hat die Aufgabe, alles zu übersetzen, auch Untergespräche in der Gruppe; 3.) Sprachmittelnder und Teilnehmender dürfen keinen privaten Kontakt haben (auch keine Nummern austauschen).
- Gruppenleitende sollte auf gut übersetzbare Einheiten achten, d.h. kurze Sätze, keine Schachtelsätze, nach zwei bis drei Sätzen sollte eine Pause gemacht werden, um eine adäquate Übersetzung zu gewährleisten.
- Teilnehmende, die in längeren Einheiten sprechen, notfalls unterbrechen und freundlich darauf hinweisen, dass noch übersetzt werden muss. Diese Unterbrechung ist Aufgabe der Gruppenleitung, nicht der Sprachmittlung.
- Falls Teilnehmende in der Gruppe sind, die schon gut Deutsch sprechen, sollten trotzdem alle in ihrer Muttersprache sprechen und die Sprachmittelnden das Gesagte anschließend übersetzen. Damit sind die Rollen für die Sprachmittlung klar definiert, und es wird gewährleistet, dass alle Teilnehmenden das Gesagte auch wirklich verstehen.
- In einem Nachgespräch sollten schwierige Situationen für Sprachmittelnde nachbesprochen werden. Zudem kann eine Rückmeldung der Sprachmittelnden über kulturelle Besonderheiten sehr hilfreich sein. Ein Nachgespräch hat zudem den Vorteil, dass Teilnehmende und Sprachmittelnde nicht gemeinsam den Heimweg antreten.
- Zentrale (Fach-)Begriffe innerhalb der Sitzungen sollten vorab mit der sprachmittelnden Person abgesprochen werden, damit sie konsistent über die Sitzungen hinweg übersetzt werden (z.B. »Schlaftagebuch«, »Schlafdruck«, »Albtraum«, »Schlafparalyse«).

3 Formale Struktur

3.1 Gruppen- oder Einzelsetting

STARS wurde aus verschiedenen Gründen als Gruppenkonzept entwickelt: Ganz praktisch stellen Schlafstörungen leider ein sehr verbreitetes Problem dar und sind demnach ein gutes Thema für eine themenbezogene Gruppe. Hinzu kommt, dass der Austausch über die Beschwerden, geglückte oder erfolglose Lösungsversuche und das gemeinsame Verständnis füreinander als sehr hilfreich erlebt wird: Durch die Anzahl der Teilnehmenden aus ähnlichen Lebenskontexten kommen dabei oft viele Vorschläge zusammen, wie Probleme bewältigt oder gelöst werden können. Dies ist insbesondere von Bedeutung, wenn wir mit Menschen aus uns fremden Lebenskontexten arbeiten, denn bei kulturbezogenen Aspekten von Schlafstörungen können Teilnehmende häufig aus ihrer Erfahrung Änderungsvorschläge machen, die uns selbst möglicherweise fremd erscheinen (z. B. beim Umgang mit Dschinns). Schlussendlich wird in einer Gruppe Hoffnung vermittelt, dass Schlafstörungen bewältigt werden können, insbesondere wenn einzelne Teilnehmende schon erste Erfolge der Interventionen sehen, während andere noch durchhalten müssen.

Besonderheiten im Gruppensetting

Aus der klinischen Erfahrung ist in der Arbeit mit Menschen mit Fluchterfahrung eine geschlechtshomogene Gruppe für einen offenen Austausch über Beschwerden einer gemischtgeschlechtlichen Gruppe häufig vorzuziehen. Zudem sollte bei der Zusammensetzung darauf geachtet werden, dass sich die Teilnehmenden in ähnlichen Lebenskontexten befinden, z. B. in Schule oder Ausbildung, in Familienphase usw. Dies ist daher vorteilhaft, weil in den jeweiligen Altersspannen unterschiedliche Themen, auch beim Thema Schlaf, im Fokus stehen bzw. sich Schlaf auch über die Lebensspanne verändert. Eine kulturhomogene Gruppe hat den entscheidenden Gewinn, dass nur eine Sprach- und Kulturmittler:in nötig ist. Je nach Setting und Kontext sind jedoch auch kulturheterogene Gruppen realisierbar. Dabei sollte auf eine möglichst ausgewogene Zusammenstellung geachtet werden (keine Dominanz einer Kultur). Die Gruppe sollte – falls möglich – von zwei Personen angeleitet werden, um eine Regelmäßigkeit zu sichern. Aus unserer Erfahrung profitiert die Gruppe sehr davon, wenn sie bezüglich ihrer Belastung und Psychotherapievorerfahrung heterogen zusammengesetzt ist.

Besonderheiten im Einzelsetting

Falls ein Gruppensetting nicht angeboten werden kann, können die einzelnen Sitzungen auch im Einzelsetting durchgeführt werden. Eine Sitzungsdauer von 50 Minuten sollte für das Einzelsetting ausreichend sein. Die Erarbeitung der einzelnen Themen im Dialog ist auch im Einzelsetting gut möglich. Zudem bietet die individuelle Arbeit die Gelegenheit, auf einzelne, für die Betroffene besonders relevante Themen intensiver einzugehen (z.B. Fokus auf Albträume, Fokus auf Aktivitätenaufbau etc.) und den Umfang des Programms damit flexibler gestalten zu können.

3.2 Das Vorgespräch

Für eine gute Auswahl der Gruppenteilnehmenden, was für ein gutes Gruppenklima unerlässlich ist, empfehlen wir ein individuelles Vorgespräch mit allen an der Gruppe Interessierten. Das Vorgespräch hat das vorrangige Ziel, die Indikation für eine Gruppenteilnahme zu klären, individuelle Fragen und Anliegen zu besprechen und dient dem Beziehungsaufbau sowie dem Abbau von Anspannung, Bedenken und Sorgen gegenüber dem psychotherapeutischen Training. Nach unserer Erfahrung zahlt sich eine zeitaufwändige Exploration der Schlafprobleme nicht nur diagnostisch aus, sondern trägt auch maßgeblich zum Vertrauensaufbau und der Compliance bei, da sich die Teilnehmenden häufig das erste Mal in ihren Schlafproblemen ernst genommen fühlen. Wir empfehlen deshalb, sich für das Vorgespräch eine bis anderthalb Stunden Zeit zu nehmen. In diesem Gespräch sollten demnach folgende Aspekte geklärt werden (→Tab. 7):

Vorstellen des Gruppenkonzepts	▪ Grobe Inhalte: Umgang mit verschiedenen Problemen beim Schlafen ▪ D. h. eine Sitzung zu Einschlafproblemen und Grübeln, eine Sitzung zu Albträumen, eine zu Stress/Entspannung etc. ▪ Ziel: Erlernen von Techniken, wie man wieder besser schlafen kann. Hierfür werden viele Übungen vermittelt und Tipps gegeben, die die Teilnehmenden über die Gruppe hinweg ausprobieren sollen. ▪ Umfang: zehn Sitzungen, wöchentlich ▪ Freiwilligkeit des Trainings hervorheben ▪ Gruppenzusammensetzung: Kann sich die Person vorstellen, in einer Gruppe mit anderen Betroffenen zu arbeiten? ▪ Gruppenregeln, v. a. Vertraulichkeit, Respekt, regelmäßige Teilnahme etc. ▪ Vermittlung von positiver Erwartungshaltung/Hoffnung bzgl. des Trainings (»Sie haben Einfluss auf Ihren Schlaf und können hierfür Techniken lernen.«) bei gleichzeitiger realistischer Einschätzung (»Es werden sich nicht alle Probleme lösen.«)

Exploration der Schlafstörungen (→ Kap. I.4)	▪ »Beschreiben Sie einmal Ihre Probleme beim Schlafen. Seit wann haben Sie diese?« ▪ Falls nicht bereits erwähnt: Abfragen von bestimmten Schlafproblemen (Ein- und Durchschlafprobleme, Früherwachen, Albträume) ▪ Schlafverhalten erfragen (Zubettgehzeiten, Einschlaflatenz, Aufstehzeit, Mittagsschlaf → siehe auch Schlaftagebuch) ▪ (Schlaf-)Medikation und genaue Einnahme erfragen ▪ Symptomatik am Tag: Stimmung, Konzentration, Tagesfunktionalität/ Müdigkeit, Tagesstruktur ▪ Sonstige kontextuelle Ursachen für Schlafprobleme erfragen (Schichtarbeit, Schlafumgebung etc.) ▪ In therapeutischen Settings: Differentialdiagnostische Abklärung (v. a. PTBS, Depression, Angststörungen)
Motivationsklärung	▪ »Sind Sie motiviert, regelmäßig an zehn Sitzungen teilzunehmen und auch zwischen den Sitzungen das Erlernte zu üben?« ▪ Regelmäßige Teilnahme an den Gruppensitzungen ist Voraussetzung (Metapher des Treppensteigens: »Wenn Sie Stufen auslassen, wird es schwierig sein, die Treppe zu besteigen.«)
Kontraindikationen klären	▪ »Trinken Sie fast jeden Tag Alkohol oder nehmen Sie Drogen?« ▪ Liegen somatische Ursachen für die Schlafstörungen vor? ▪ In therapeutischen Settings: Liegen schwere Dissoziation, Psychosen oder Suizidalität vor?
Diagnostik	▪ Schlaftagebuch mitgeben (→ Kap. I.4.2) ▪ Optional: Weitere schlafbezogenen Fragebögen (→ Kap. I.4.3)
Zeit für Fragen, Bedenken etc.	

Tab. 7: Ablaufübersicht für ein Vorgespräch

Es gibt zwei Aspekte, die bei einem Erstgespräch von besonderer Bedeutung sind:

Skepsis und Vorbehalte: Zu beachten gilt, dass Betroffene mitunter nicht aus sich heraus Hilfe aufsuchen, sondern z. B. von einer Sozialarbeiter:in auf Angebote aufmerksam gemacht und angemeldet werden. Demnach wissen viele Klient:innen nicht, was sie in einem (psychotherapeutischen) Training erwartet, weshalb sie zuweilen mit einer hohen Skepsis oder Anspannung in solch ein erstes Gespräch kommen. Es ist daher besonders wichtig, in diesem ersten Kontakt eine angenehme Atmosphäre herzustellen, auf Fragen und Bedenken der Klient:innen einzugehen, damit Vertrauen und Verständnis wachsen können.

Motivation: Eine ausreichend hohe (intrinsische) Motivation ist Voraussetzung für den Erfolg des Trainings. In dem Vorgespräch sollte dies zum Thema gemacht und bei Bedarf eine Bedenkzeit gegeben werden (ca. zwei Tage). Insbesondere Schlafstörungen gehen häufig mit belastenden Lebensbedingungen einher, wie dem Leben in Mehrbettzimmern, einer fehlenden Arbeitserlaubnis und demnach einer fehlenden Tagesstruktur oder einem unsicheren Aufenthaltstitel und folglich vielen Sorgen. Es ist deshalb wichtig, die Motivation der Klient:innen präzise zu erfragen und ggf. über die Möglichkeiten und Grenzen des STARS-Programms aufzuklären. Falls die sozialarbeiterische Unterstützung ein primäres Anliegen darstellt, bietet sich alternativ oder zusätzlich zu einer Teilnahme am Gruppenprogramm die Weiterleitung an eine Beratungsstelle an (→Kap. I.7).

3.3 Zeitplan und Sitzungsstruktur

Das STARS-Programm besteht aus zehn Sitzungen à 90 Minuten und findet einmal pro Woche statt. Vor und nach dem Trainingsbeginn dokumentieren die Teilnehmenden eine Woche lang ihr Schlafverhalten mithilfe eines Schlaftagebuchs, um eine genaue Problemanalyse und später eine Evaluation des Gelernten zu ermöglichen.

Zehn Sitzungen, die sich lediglich Schlafproblemen widmen, mögen für manche Teilnehmende (aber auch Gruppenleitungen) erst einmal reichlich wirken. Tatsächlich sind für die Behandlung einer reinen Insomnie auch Konzepte von sechs oder acht Sitzungen möglich (Spiegelhalder et al., 2011). Da STARS jedoch Schlafprobleme in einer größeren, transdiagnostischen Breite adressiert, sehen wir zehn Sitzungen als Mindestmaß an, um nachhaltige Erfolge und Verhaltensänderungen zu erzielen. Bei besonderem Bedarf nach Vertiefung können einzelne Themen sogar über zwei Sitzungen behandelt werden. Um Wirkeffekte der Gruppe als solche nutzen zu können, wird ein Mindestmaß von zehn bis zwölf Sitzungen empfohlen (Marwitz, 2016). Da bei Personen mit Fluchterfahrung häufig zusätzliche Schwierigkeiten bestehen, Vertrauen aufzubauen, raten wir von einer kürzeren Gruppendauer ab. Unserer Erfahrung nach benötigt man in der Gruppe durchaus diese Zeit, um Veränderung im Schlafverhalten zu erreichen und zu etablieren. Zudem deckt das Programm einige an den Schlaf angrenzenden Problembereiche ab, für die es sich lohnt, genügend Zeit einzuplanen (z. B. Entspannung und Stress, Umgang mit Grübeln, Aufbau von Aktivitäten).

Das STARS-Programm zeichnet sich durch eine durchgängige, feste Struktur in den Sitzungen aus. Insbesondere in der Arbeit mit häufig vielschichtig belasteten Klient:innen mit Fluchterfahrung erleichtert dies den Beteiligten das Einhalten der vorgesehenen Inhalte und unterstreicht den Trainingscharakter des Programms.

Abgesehen von der ersten und letzten Sitzung sind alle Sitzungen nach der gleichen Struktur aufgebaut:

1. Begrüßung und Einstiegsübung

Zur Stärkung der Gruppenkohäsion, aber auch zur Auflockerung und Aktivierung hat es sich bewährt, jede Sitzung mit einer kurzen Einstiegsübung zu beginnen. Im Manual finden sich hier für jede Sitzung Vorschläge, die natürlich auch durch eigene Ideen oder Ideen der Teilnehmenden ergänzt werden können.

2. Eingangsrunde mit Nachbesprechung der Therapieaufgabe

In einer gemeinsamen Eingangsrunde soll zu Beginn der Sitzung jede:r Teilnehmende zu Wort kommen, kurz über seinen Schlaf in der letzten Woche berichten sowie Rückmeldung zur Durchführung der Therapieaufgabe geben. Folgende Fragen können die Runde leiten:

- Wie war die letzte Woche? Ist etwas passiert, was Sie mit uns teilen möchten? Wie war ihr Schlaf?
- Welche Empfehlungen und Übungen aus der letzten Sitzung haben Sie ausprobiert? Was hat dabei funktioniert? Wo hatten Sie Schwierigkeiten?
- Können Sie sich an den Grund dieser Empfehlung/Übung erinnern? Was haben wir dazu besprochen?

Wichtig ist, bei der Eingangsrunde darauf zu achten, dass jede:r Teilnehmende die Zeit von ca. zwei bis drei Minuten nicht überschreitet, damit noch ausreichend Zeit für neue Inhalte in der Stunde bleibt. Einstiegs- oder Blitzlichtrunden können in offener Form zudem als destruktive Klagerunde über weiterhin bestehende Probleme verlaufen. Es bewährt sich folglich, den Fokus klar auf den Veränderungs- und Ausprobieraspekt zu lenken, dabei Schwierigkeiten zu validieren und Erfolge gemeinsam zu feiern.

3. Inhalte der aktuellen Sitzung

Den Hauptteil jeder Sitzung nimmt die Bearbeitung des aktuellen Themas ein. Der Einstieg soll Neugier wecken und führt jeweils mithilfe einer Übung, der Besprechung von ausgeteilten Bildern oder einer Diskussion zum Thema hin. Eine interaktive Gestaltung ist bei STARS sehr wichtig. Die Teilnehmenden sollen – wo immer möglich – an der Erarbeitung des Themas aktiv beteiligt werden. Dies mag teilweise etwas mehr Zeit kosten als ein reiner Vortrag der Gruppenleitung, ist aber ausschlaggebend für die Nachhaltigkeit des Programms: Denn nicht reines Wissen führt zu einer Änderung von Schlafgewohnheiten, sondern ein individuelles Verständnis und eine Übertragung des Gelernten auf das eigene Leben. Die Gruppenleitenden haben teilweise die Funktion von Moderator:innen, die mithilfe der entscheidenden Fragen und Hinweise eine Diskussion zum aktuellen Thema in der Gruppe in Gang bringen. Dieser Teil sollte auch der zeitliche Schwerpunkt jeder Sitzung sein und ca. 45 Minuten beanspruchen.

4. Erklärung der neuen Therapieaufgabe

Für das Erklären der Therapieaufgabe für die kommende Woche sollte ausreichend Zeit eingeplant werden, sodass alle Teilnehmenden die Aufgabenstellung gut verstanden haben und wissen, was von ihnen erwartet wird. Dabei ist es häufig nötig, die Durchführung sehr konkret zu besprechen. Fragen können z.B. sein: »Wann kann die Aufgabe erledigt werden? Gibt es Personen, die die Teilnehmenden dabei unterstützen können? Was sind Barrieren für die Durchführung?«

5. Gemeinsame Zusammenfassung der Sitzung

Zur Konsolidierung des Gelernten bietet sich eine kurze Zusammenfassung zum Ende der Stunde an mit der Frage: »Was nehmen Sie aus dem heutigen Termin mit?«. Reihum wird jede:r Teilnehmende gebeten, in einem bis zwei Sätzen kurz die wichtigste Erkenntnis der Sitzung zu nennen. Fügen Sie als Gruppenleitung nur etwas hinzu, wenn Inhalte offensichtlich missverstanden wurden oder zentrale Punkte fehlen, aber gehen Sie nicht noch einmal ins Detail. Bei Zeitmangel fasst die Gruppenleitung die zentralen Punkte kurz zusammen.

3.4 Arbeitsmaterialien

In den einzelnen Sitzungen wird eine Vielzahl von Materialien eingesetzt. Dies dient einerseits einem besseren Verständnis der zu vermittelnden Konzepte, andererseits soll mit den Materialien die Übertragung des Gelernten auf den Alltag erleichtert werden. In der ersten Sitzung bekommen alle Teilnehmenden ein Schlaftäschchen, das anschließend in jeder Sitzung mit einem Gegenstand zur Erinnerung gefüllt wird. Die Sammlung dient somit langfristig der Rückfallprophylaxe und kann auch Monate und Jahre nach der Gruppe als Erinnerungsstütze dafür dienen, was für einen gesunden Schlaf wichtig ist.

In der folgenden Tabelle sind die im STARS-Programm verwendeten Materialien zusammengestellt (→Tab. 8). Ein Teil davon ist im Anhang oder in den Onlinematerialien zu diesem Manual verfügbar. Ein anderer Teil sollte im Vorfeld besorgt werden. Neben den in der Tabelle aufgelisteten Materialien sollte im Gruppenraum immer ein Flipchart mit Moderationskoffer zur visuellen Veranschaulichung von Inhalten zur Verfügung stehen.

Nr.	Thema	Materialien im Download oder aus dem Anhang	Zu besorgende Materialien
1	Einführung	▪ Bilder verschiedener Aspekte von Schlafstörungen	▪ Täschchen, z. B. aus Stoff ▪ Wolle/Ball ▪ Klebepunkte
2	Gesunder Schlaf	▪ (Ausgefüllte) Schlaftagebücher ▪ Bildchen zu grundlegenden Schlafregeln	▪ Drei bis vier Bälle
3	Schlaf-umgebung		▪ Evtl. Bilder aus dem Internet zu unterschiedlichen Schlafbedingungen ▪ Ohropax®, Leuchtsterne, Schlafmasken, Smartphone mit Schlaf-Apps (Schlaf-Sounds, Schlaf-Licht), Schlaflicht-Lampe
4	Nächtliches Grübeln und Sorgen		▪ Stifte ▪ Seil ▪ Mandalas, Sudoku, Malen nach Zahlen, Zeitschriften etc. ▪ Kleine Hefte
5	Entspannung	▪ Bildchen zu PMR	▪ Wassergläser und Karaffe ▪ Schlaf- oder Entspannungstee
6	Albträume I – Verstehen und bewältigen		▪ Traumfänger ▪ Box mit zerknülltem Papier/Tüchern (dunklere und hellere) ▪ Skills zur Reorientierung: Bild/Postkarte eines schönen/sicheren Ortes, Leuchtsterne, Nachtlichter, geschmacksintensive Kaugummis (z. B. Center-Shock), Duftöl ▪ Großes weißes Tuch
7	Albträume II – Angst in der Nacht	▪ Bildchen zur Atemübung	▪ Mandalas, Sudokus (→ Sitzung 4)
8	Positive Imagination	▪ Grafiken zur Veranschaulichung der Erklärungen (z. B. Zitrone)	▪ Edelsteine
9	Verbesserung der Tages-funktionalität	▪ Bild eines vollen und eines leeren Akkus ▪ Akkus zum Einzeichnen ▪ Bildchen mit Stretching-Übungen ▪ Optional: Neue Schlaftagebücher	▪ Evtl. Utensilien für aktivierende Übungen oder Spiele (z. B. Bälle)
10	Abschluss des Schlaftrainings	▪ Zertifikate	▪ Gefülltes Schlaftäschchen ▪ Wollknäuel

Tab. 8: Überblick über die Materialien der einzelnen Sitzungen

4 Besondere Herausforderungen in der Gruppenleitung

4.1 Müdigkeit während der Sitzungen

Es liegt in der Natur der Sache, dass Teilnehmende einer Gruppe für Schlafstörungen unter Tagesmüdigkeit leiden, die sich auch in den Sitzungen in Form von Konzentrationsschwierigkeiten und Abschweifen zeigen kann. Hier ist es wichtig, dass entsprechende Gegenmaßnahmen, wie ausreichend Pausen und Wachmacher-Übungen in die Sitzungen integriert werden. So kann der Tagesmüdigkeit entgegengewirkt werden und die Gruppe gleichzeitig als Vorbild dienen, wie die Teilnehmenden auch zu Hause mit Tagesmüdigkeit umgehen können (→ Sitzung 9)

TIPPS

- Regelmäßig Pausen einplanen und bei Bedarf auch zusätzliche Pausen mit frischer Luft und Bewegung ermöglichen
- Mit körperlichen Einstiegsübungen in die Sitzung starten und diese bei Bedarf auch während der Sitzungen wiederholen.

4.2 Leitsatz »Gruppe vor Einzelnen«

Es kann in der Gruppe zu Situationen kommen, in denen Sie als Gruppenleitung zwischen Bedürfnissen von Einzelnen und den Bedürfnissen der Gruppe abwägen müssen. Beispielsweise kann es passieren, dass in der Sitzung zu Albträumen einzelne Teilnehmende einen großen Wunsch verspüren, von den Inhalten ihrer Albträume zu sprechen. Genauso kann es vorkommen, dass einzelne Teilnehmende die Gruppe als Bühne nutzen, sehr weitschweifig erzählen oder sogar ihren Frust in Form von Provokationen gegenüber der Gruppe deutlich machen.

Bei all diesen schwierigen Situationen empfehlen wir, die Leitung der Gruppe an dem Leitsatz »Gruppe vor Einzelnen« auszurichten: Sie sollten als Gruppenleitung zuallererst die Bedürfnisse der Gruppe im Blick haben. Dies bedeutet, dass sie ggf. Teilnehmende empathisch eingrenzen sollten, z. B. wenn sie von Albtrauminhalten berichten wollen, um die Gruppe damit nicht zusätzlich zu belasten, oder wenn sie sehr weitschweifig und ohne klaren Bezug zur Gruppe erzählen. Zum Wohl der Gruppe kann es schlimmstenfalls sogar notwendig werden, bei deutlichen Verletzungen der Gruppenregeln (z. B. Respekt, Schweigepflicht) auch einzelne Teilnehmende ganz aus der Gruppe auszuschließen.

TIPPS

- Gruppenleitung am Leitsatz »Gruppe vor Einzelnen« ausrichten
- Empathisches Eingrenzen von Teilnehmenden
- Nötigenfalls: Ausschluss einzelner Teilnehmender

4.3 Schwierigkeiten bei der Umsetzung der Interventionen im Alltag

Es ist wichtig, bereits im Vorgespräch darauf hinzuweisen und mit einer gewissen Vehemenz mehrfach in den Sitzungen zu wiederholen, dass die Gruppe den Teilnehmenden nur helfen wird, wenn sie regelmäßig kommen, das Besprochene anwenden und auch zwischen den Sitzungen das Gelernte in ihren Alltag integrieren. Veränderungen in den Schlafgewohnheiten, wie insbesondere den Verzicht auf Tagschlaf und ein regelmäßiger Schlafrhythmus benötigen Zeit und Kraft, um in den Alltag integriert zu werden und ihre positiven Effekte zu entfalten. Es ist wichtig, diese Anstrengungen zu validieren und gleichzeitig an die Eigenverantwortung der Teilnehmenden zu appellieren:

> *Wir haben diese Gruppensitzungen schon einige Male durchgeführt und erlebt, dass sie den Teilnehmenden wirklich geholfen haben. Allerdings ist dies nicht der Fall, wenn Sie nur einmal in der Woche an den Sitzungen teilnehmen und sich lediglich anhören, was man für einen besseren Schlaf tun kann. Wie beim Deutschlernen benötigt man regelmäßiges Training im Alltag. Sie haben ja sicherlich auch kein Deutsch gelernt, indem Sie lediglich einmal pro Woche für eine Stunde einem Deutschlehrer zugehört haben, ohne Hausaufgaben zu machen und im Alltag zu üben. Oder wie war das bei Ihnen? Wenn Sie an den Gruppensitzungen teilnehmen wollen, ist es wichtig, dass Sie sie ernst nehmen, regelmäßig kommen und die Übungen zu Hause durchführen. Dann bin ich mir sicher, dass es Ihnen besser gehen wird.*

Wenn sich im Verlauf der Gruppentherapie zeigt, dass einige Teilnehmende das Gelernte nicht umsetzen, sollte der Frage nachgegangen werden, was die Teilnehmenden daran hindert (z. B. Verständnisschwierigkeiten, Vergesslichkeit, keine Lust oder Motivation). Eventuell kann man die Schwierigkeiten gemeinsam beheben, z. B. durch ausführlichere Erklärungen oder Erinnerungsstützen.

TIPPS

- An die Eigenverantwortung der Klient:innen appellieren, z. B. mithilfe eines Vergleichs mit dem Deutschlernen
- Jede Stunde nach den Erfahrungen mit der Therapieaufgabe fragen und deren Bedeutung stetig wiederholen
- Nach Schwierigkeiten bei der Ausführung der Übungen fragen und diese – falls möglich – beheben

4.4 Hoffnungslosigkeit und Frustration in Bezug auf das Programm

Viele Teilnehmende kommen aufgrund ihrer starken Belastung mit hohen Erwartungen in die Gruppe und erhoffen sich schnelle Besserung. In den ersten Sitzungen wird dann häufig deutlich, dass die Besserung des Schlafs und Veränderung von Schlafgewohnheiten viel Geduld und Durchhaltevermögen benötigt. Während häufig das Einstellen des Tagschlafs schnell Effekte zeigt, benötigen andere Interventionen wie z. B. der regelmäßige Schlafrhythmus, die Entspannungsübungen und Grübeltechniken mehr Zeit und Übung. Dies kann zu Frust und Widerständen gegen das Programm führen, welcher aufgegriffen, validiert und bestenfalls umgelenkt werden sollte:

Sie haben formuliert, dass Ihnen die Gruppe nichts bringt. Ich kann verstehen, dass Sie frustriert sind, dass sich durch die Teilnahme an der Gruppe nicht – wie Sie es sich vielleicht wünschen – schnell alle Ihre (Schlaf-)Probleme reduzieren. Da brauchen Sie leider sehr viel Geduld. Sind Sie schon einmal auf einen Berg gestiegen? Können Sie sich erinnern, wie mühsam das war und wie sehr Sie sich nach dem Gipfel gesehnt haben? Diese Gruppe ist wie das Bergsteigen. Sie sehen lange nicht den Gipfel bzw. das Ziel und die Entlastung. Trotz allem führt Sie jeder kleine Schritt näher an den Gipfel bzw. das Ziel heran. Die Schritte sind mühsam, aber sie führen Sie in die richtige Richtung, auch wenn Sie manchmal den Gipfel nicht sehen können und nicht wissen, wie weit der Weg noch ist. Wichtig ist es vor allem, nicht stehenzubleiben und nicht aufzugeben.

TIPPS

- Leid und Frust anerkennen
- Von früheren Teilnehmenden erzählen, die durch die Gruppe Entlastung gefunden haben, oder Teilnehmende, die von der Gruppe profitieren, einbeziehen
- Zutrauen vermitteln
- Auf den Weg der kleinen Schritte hinweisen, z. B. mit Bergmetapher
- Auch klein(st)e Erfolge feiern und verstärken

4.5 Einbringen von individuellen Problemen und anderen Anliegen

Es handelt sich bei STARS um ein niedrigschwelliges, stark strukturiertes und inhaltlich eng umrissenes Programm, was es Teilnehmenden anfänglich oft erleichtert, sich darauf einzulassen. Bei der Arbeit mit meist vielschichtig belasteten Menschen mit Fluchterfahrung ist es aber verständlich, dass sich im Laufe des Programms weitere Problembereiche zeigen können, sowohl psychische als auch soziale Probleme. Es ist wichtig, bereits im Vorgespräch die Möglichkeiten, aber auch Grenzen von STARS klar darzustellen. Im Rahmen des Gruppenprogramms ist eine ausführliche Bearbeitung individueller Probleme leider nicht möglich. Dennoch sollten diese z. B. im Vorgespräch zumindest erkannt und benannt werden – zum einen, um sie bei der Gruppeninteraktion zu berücksichtigen (z. B. bei sozialen Ängsten) und zum anderen, um Möglichkeiten einer externen Anbindung für diese weiteren psychosozialen Probleme zu finden (z. B. in Beratungsstellen, bei Anwält:innen, Psychiater:innen und Psychotherapeut:innen). Falls Teilnehmende trotzdem immer wieder andere Probleme in die Gruppe einbringen als den Schlaf, sollten diese freundlich eingegrenzt werden. Wir raten nur in besonders schwerwiegenden Einzelfällen dazu, als Gruppenleitung zusätzliche Einzeltermine anzubieten, da dies Auswirkungen auf die Gruppenkohärenz hat.

TIPPS

- Bereits im Vorgespräch auf Möglichkeiten und Grenzen des manualisierten Gruppenprogramms eingehen
- Im Vorgespräch weitere Belastungen erkennen, benennen und womöglich die Teilnehmenden an externe Stellen hierfür anbinden
- Während der Gruppensitzungen die Teilnehmenden freundlich und empathisch begrenzen, wenn zu stark über andere Probleme als das Schlafen berichtet wird

Teil III

Das Manual STARS

Sitzung 1: Einführung

Ziele der Sitzung
▪ Aufbau von Gruppenkohäsion ▪ Problem- und Zieldefinition ▪ Motivationsaufbau
Ablauf
▪ Teil I: Einstieg und Kennenlernen (30–45 min) ▪ Teil II: Problem- und Zieldefinition bzw. Erwartungsklärung (30–40 min) – Austausch über Symptomatik – Vorstellung des Gruppenkonzepts ▪ Teil III: Sitzungsabschluss (Besprechung Schlaftagebücher und Feedbackrunde, 15 min)
Material
▪ Namensschilder ▪ Wolle/Ball ▪ Bilder verschiedener Aspekte von Schlafstörungen (s. Onlinematerialien) ▪ Klebepunkte ▪ Pinnwand und Karten mit einzelnen Sitzungsüberschriften ▪ Schlaftäschchen für alle Teilnehmenden ▪ Terminzettel für nächste Sitzungen

Teil I: Einstieg und Kennenlernen

1. Begrüßung

Die Gruppenleitung (inkl. Sprachmittlung) stellt sich kurz vor. Dabei darf die eigene Expertise erläutert werden, um Vertrauen in die Qualität der Behandlung zu generieren. Zusatzinformationen zur Dauer der Beschäftigung in diesem Bereich, eine kurze Erklärung zum Ausbildungsweg und warum die Person für die Gruppenleitung qualifiziert ist, können hierfür hilfreich sein.

2. Kennenlernübung: Netz aus Wolle

Zu Beginn der Sitzung ist die Unsicherheit und Anspannung in der Gruppe meist groß. Deshalb ist es wichtig, sehr transparent in der Einführung der einzelnen Übungen zu sein. Eine gute Erklärung des Ziels und Grunds der Übung gibt den Teilnehmenden ein Gefühl der Kontrolle und erleichtert ihnen, sich darauf einzulassen. Es bewährt sich, diese anfängliche Unsicherheit und Anspannung zu normalisieren. Dies schafft eine erste Gemeinschaftserfahrung, da es allen so geht.

> *In eine Gruppe wie diese zu kommen, kostet viele von Ihnen große Überwindung. Es ist für viele ungewohnt, mit fremden Personen über die eigenen Probleme zu sprechen, und die meisten von Ihnen werden auch noch nicht ganz sicher sein, was hier wirklich auf Sie zukommt, richtig? Wir sind vielleicht jetzt am Anfang alle noch ein wenig angespannt und vorsichtig. Aber Sie werden sehen, dass sich das in den nächsten Sitzungen sehr schnell ändern wird. Für eine gute Gruppe brauchen wir eine entspannte, gemeinschaftliche Atmosphäre, in der man sich gegenseitig vertraut. Vertrauen fällt leichter, wenn man sich ein wenig kennt. Deshalb steigen wir heute mit einer Übung ein, durch die wir uns gegenseitig ein wenig kennenlernen können.*[4]

Instruktionen: Alle Anwesenden stehen im Kreis, die Gruppenleitung startet mit einem Wollknäuel in der Hand. In mehreren Runden wird die Wolle von Person zu Person geworfen. Man behält dabei stets den Wollfaden in der Hand, so dass nach und nach Verbindungen zwischen den Teilnehmenden entstehen und damit ein Netz zwischen den Gruppenmitgliedern gesponnen wird. Wer die Wolle in der Hand hält, macht einen Beitrag zur aktuellen Frage.

Neben der Beantwortung der Fragen hat die Übung das Ziel, eine erste Kommunikation zwischen den Teilnehmenden herzustellen und die Aufmerksamkeit im Raum zu binden. Dies wird gefördert, indem die Teilnehmenden aufgefordert werden, jeweils die Aussage der vorhergehenden Person zu wiederholen, bevor sie ihren eigenen Beitrag einbringen. Der Sinn der Wiederholungen sollte erklärt werden, damit sie nicht als »Schikane« erlebt werden. Die Gruppenleitung fungiert als Modell und gibt in jeder Runde ein Beispiel vor.

> *Sie fragen sich jetzt vielleicht: Wieso muss ich wiederholen, was die anderen sagen? Wir machen das, weil wir wissen, dass viele von Ihnen viel Stress hatten (in der Vergangenheit) und auch aktuell noch viele Dinge im Kopf haben. Das führt dazu, dass die Gedanken sehr leicht »weggehen« oder man gar nicht richtig da ist. Kennen Sie das auch? Dadurch, dass man das Gesagte des anderen wiederholen muss, muss man sich konzentrieren. Das ist zwar sehr schwer, aber es hilft*

4 Die eingerückten Passagen sind Formulierungsvorschläge für die Kursleitung.

gleichzeitig, »da« zu bleiben mit den Gedanken. Wenn es mal nicht funktioniert, ist das kein Problem. Fragen Sie einfach den Vordermann noch einmal und weiter geht's. Wir werden im Laufe der Gruppentermine oft Übungen machen, bei denen man in Bewegung ist. Wir wollen vermeiden, dass wir nur sitzen und Sie zuhören. Das macht es oft sehr schwer, sich zu konzentrieren. Wenn Sie also irgendwann einmal merken, hoppla! Ich bin gerade in Gedanken abgeschweift, habe gar nicht mitbekommen, was gesagt wurde! – Melden Sie sich! Vielleicht geht es jemand anderem in der Gruppe auch so. Wir machen dann eine Pause oder eine kleine Auflockerungsübung. So können Sie mehr mitnehmen von dem, was wir besprechen.

Runde 1: Wie heißen Sie und woher kommen Sie jetzt gerade?«, z. B. »Ich heiße xy und komme gerade aus der Ausbildung.

Hier kann die Gruppenleitung ein wenig moderieren und Zusatzinformationen erfragen, falls die Teilnehmenden sehr zurückhaltend antworten (z. B. *»Welche Ausbildung machen Sie und wo? Wie weit ist das von hier?«*). Zusätzlich ergibt dies die Chance, das aktuelle Befinden der Teilnehmenden einzuordnen und zu validieren (z. B. *»Dann sind Sie sicher erschöpft vom langen Arbeitstag! Toll, dass Sie trotzdem heute hier sind. Geben Sie uns gern Bescheid, wenn Sie eine Pause brauchen.«*).

Runde 2: Welche Aktivitäten machen Sie gern oder welche Aktivitäten tun Ihnen gut?, z. B. Ich spiele gerne Fußball.

Hier kann die Gruppenleitung moderierend Überschneidungen zwischen verschiedenen Teilnehmenden hervorheben (z. B. *»Hier haben wir einige sehr sportliche Menschen in der Gruppe.«*) und Stärken markieren und validieren, die für die Gruppe, aber auch für die individuelle Person wertvoll oder eine Kraftquelle sein können.

Die ersten beiden Runden dienen dem Kennenlernen und der Herstellung eines ersten Gemeinschaftsgefühls. Hierzu kann es helfen, eine Metaperspektive einzunehmen und den Fokus auf den Erfahrungsaspekt zu lenken, z. B *»Ziehen Sie doch einmal kurz ein wenig an der Wolle, die Sie festhalten. Wie fühlt sich das an?«* Die Erfahrungen werden gesammelt und in Bezug zur Gruppe gesetzt, indem das Netz als Symbol für den Zusammenhalt in der Gruppe erklärt wird. Die folgenden Aspekte können herausgearbeitet werden: Man kann sich daran festhalten/es gibt Halt. Jede:r ist ein wichtiger Teil der Gruppe. Wenn jemand die Gruppe verlässt, dann kommt das Netz durcheinander. Es entsteht aber auch ein Zug durch die Verbindung zu den anderen. Diese Erfahrung kann genutzt werden, um zu der Notwendigkeit von Regeln in einer Gruppe überzuleiten. Der Zug kann umgedeutet werden als ähnlich den Regeln, die für eine Gruppe verbindlich sind, damit es in der Gruppe eine stabile, vertrauensvolle Atmosphäre geben kann. Falls Runde 1 und 2 bereits lange gedauert haben, wird das Netz auf den Boden gelegt und bleibt für den Rest der Sitzung sichtbar zwischen den Teilnehmenden. Die folgenden zwei Runden werden dann ohne Wiederholung und Wolle sitzend durchgeführt.

Runde 3: Was wünschen Sie sich von der Gruppe oder gegenseitig voneinander, um sich in den kommenden zehn Sitzungen hier wohlzufühlen und gerne zu kommen?

ZUSAMMENFASSUNG WICHTIGER GRUPPENREGELN

- Schweigepflicht: Diese Regel ist für viele Teilnehmende sehr wichtig, da die Community sich häufig untereinander kennt.
- Rahmenbedingungen: Pünktlichkeit, Regelmäßigkeit der Teilnahme, rechtzeitiges Absagen (u. U. mit Rückbezug zum Netz)
- Respektvoller Umgang: Dazu gehört auch die Akzeptanz und Respekt gegenüber anderen Ansichten (insbesondere in Bezug auf teils stigmatisierte oder kontroverse Themen wie religiös geprägte Krankheitsmodelle)
- Fokus auf aktuelle Themen (Schlaf) statt auf Vergangenheit

Teil II: Problem- und Zieldefinition bzw. Erwartungsklärung

1. Austausch über Symptomatik

Ziel dieses Teils ist es, mit der Gruppe über die Problematik ins Gespräch zu kommen. Jede:r soll sich nach eigenem Ermessen öffnen können.

Methode: Hierzu werden in der Mitte des Raums einige Skizzen/Bilder verschiedener Schlafprobleme (z. B. Einschlafprobleme, Albträume, Tagesmüdigkeit, Grübeln im Bett, Durchschlafprobleme, etc.) auf den Boden gelegt (s. Onlinematerialien). Jede:r erhält einige Klebepunkte:

Bitte laufen Sie doch nun durch den Raum und schauen, welche Schlafprobleme Sie hier erkennen. Wenn Sie ein Problem entdecken, das Sie kennen, kleben Sie bitte einen Punkt darauf.

Die Gruppenleitung moderiert den Prozess durch Nachfragen, was in welchem der Bilder erkannt wurde, wie sich das äußert und ob andere das Problem teilen. Die Übung fördert einen ersten, lockeren Austausch über die eigene Symptomatik. Sollten Teilnehmende noch spezifische Symptome über die Dargestellten hinaus erwähnen, können diese auch notiert und dazugelegt werden.

FAZIT 1

Es gibt sehr unterschiedliche Schlafstörungen, und Sie sind mit Ihren Schlafstörungen nicht allein!

2. Vorstellung des Gruppenkonzepts

Aus dem Austausch über verschiedene Schlafprobleme lässt sich direkt überleiten in einen kurzen Ausblick auf die verschiedenen Inhalte der kommenden Sitzungen. Hierzu werden die Überschriften der zehn STARS-Sitzungen auf Karten geschrieben, nacheinander aufgehängt und in wenigen Sätzen das Hauptziel der jeweiligen Sitzung erklärt.

Nr.	Thema	Ziel
1	Einführung	▪ Kennenlernen der Gruppe und des Konzepts
2	Gesunder Schlaf	▪ Wissen über gesunden Schlaf, wichtigste Grundregeln
3	Schlafumgebung	▪ Was tun, wenn ich wegen der Umgebung nicht schlafen kann?
4	Nächtliches Grübeln und Sorgen	▪ Wie kann ich mich entspannen, so dass Schlaf möglich wird?
5	Entspannung	▪ Was kann ich tun, wenn ich nachts zu viele Gedanken im Kopf habe und sie nicht abschalten kann?
6	Albträume I – Verstehen und Bewältigen	▪ Warum habe ich Albträume und was kann ich dagegen tun?
7	Albträume II – Angst in der Nacht	▪ Wie gehe ich am besten mit Angst in der Nacht um?
8	Positive Imagination	▪ Wie kann ich nachts wieder Kraft bekommen und innere Ruhe?
9	Verbesserung der Tagesfunktionalität	▪ Wie kann ich nach einer schlechten Nacht am Tag trotzdem meine Arbeit bewältigen?
10	Abschluss des Schlaftrainings	▪ Wiederholung und Abschlussfeier

Hierbei kann die Leitung auf genannte Schwierigkeiten vom Beginn direkt Bezug nehmen und sie einer Sitzung zuordnen, um die Teilnahmemotivation zu erhöhen. Auch dürfen Teilnehmende weitere Inhalte nennen, die für sie wichtig wären. Hoffnung auf Veränderung soll vermittelt werden. Gleichzeitig ist es wichtig, frühzeitig unrealistische Erwartungen aufzuzeigen und zu erklären, was *nicht* möglich sein wird (z. B. Vermittlung eines Einzelzimmers, Lösung aller Probleme, die zu nächtlichem Grübeln führen). Zusätzlich ist es hilfreich, vorwegzunehmen, dass die Veränderung von Schlafproblemen ein langwieriger Prozess ist, und den Teilnehmenden einen realistischen Veränderungshorizont vorzugeben. An dieser Stelle kann z. B. eine Fußballmetapher helfen (Gruppenleitung sind die Trainer:innen am Rand, aber »spielen« müssen die Teilnehmenden selbst) oder eine Metapher des Lernens einer neuen Sprache, um die

Notwendigkeit des Ausprobierens, Umsetzens und Übens der besprochenen Tipps und Übungen zu unterstreichen.

3. Schlaf-Erste-Hilfe-Set: Schlaftäschchen austeilen

Um anschaulich zu machen, wie von Sitzung zu Sitzung mehr Wissen und Übungen zusammenkommen, werden kleine Täschchen verteilt. Diese sollen als Sammlung für kleine Erinnerungsitems dienen, die zu jeder Sitzung mitgegeben werden. Die Sammlung dient somit langfristig der Rückfallprophylaxe. Es kann zudem als »Schlaf-Erste-Hilfe-Set« benannt werden, und somit vorübergehend in Griffweite des Bettes nachts Sicherheit geben.

> **FAZIT 2**
> In der Gruppe werden viele Tipps und Übungen vermittelt, um besser zu schlafen. Das Gruppentraining kann nur helfen, wenn Sie sich einbringen und das Besprochene zu Hause umsetzen.

Teil III: Sitzungsabschluss

1. Selbstbeobachtung/Schlaftagebuch

Die Schlaftagebücher, die in den Vorgesprächen ausgeteilt wurden, werden eingesammelt und kurz nachbesprochen (z. B. *»Wie ist es Ihnen mit dem Schlaftagebuch ergangen? Was war schwierig? Was ist aufgefallen?«*). Die Gruppenleitung wertet bis zur kommenden Sitzung die ausgefüllten Schlaftagebücher aus.

Anmerkung: Notfalls können auch in der ersten Stunde noch die Schlaftagebücher ausgeteilt werden. In der zweiten Stunde sollten sie aber spätestens vorliegen, um darauf inhaltlich aufzubauen.

> *Je besser wir das Problem verstehen, desto besser können wir Lösungen überlegen. Manchmal kommt uns alles nur als großes und unlösbares Problem vor (»Ich schlafe sowieso immer schlecht! Nichts hilft.«). Wenn wir aber genau hinschauen, entdecken wir manchmal Situationen, mit denen das Problem zusammenhängt, wann es genau auftritt – wann aber auch nicht oder weniger schlimm. Diese Beobachtungen können Ideen für Lösungen bringen.*

FAZIT 3
Wir müssen wissen, wo genau das Problem liegt. Beobachtungen können helfen, Lösungen zu finden.

2. Feedbackrunde

Falls ausreichend Zeit für eine Blitzlichtrunde ist, sollte am Ende jeder Sitzung jede:r Teilnehmende einen Satz dazu sagen, was er/sie aus dem heutigen Termin mitnimmt, um Gedächtniskonsolidierungsprozesse anzustoßen und einen Eindruck der Stimmung in der Gruppe zu bekommen (→Kap. II.3.3). Abschließend wird ein kurzer Ausblick auf die kommende Sitzung gegeben.

Zusammenfassung der Sitzung
»*Was nehmen Sie aus der heutigen Sitzung mit?*« 1. Es gibt sehr unterschiedliche Schlafstörungen und Sie sind mit Ihren Schlafstörungen nicht allein! 2. Wir haben viele Tipps und Übungen, um besser zu schlafen. Es ist sehr wichtig, diese regelmäßig zu üben. 3. Wir müssen wissen, wo genau das Problem liegt, um den Schlaf verbessern zu können.
Therapieaufgabe
▪ keine (Gruppenleitung wertet Schlaftagebücher aus)
Items zum Mitgeben
▪ Schlaftäschchen ▪ Terminzettel mit Kontaktdaten für die nächsten Sitzungen

Anmerkungen für die Gruppenleitung

Die Teilnehmenden kommen häufig skeptisch und unsicher zur ersten Gruppensitzung. Es ist wichtig, ihnen durch klare Gruppenregeln, Transparenz und auflockernde Kennenlernspiele viel Sicherheit zu vermitteln. Gleichzeitig gilt es, die Teilnehmenden mit für ihren Alltag relevanten Themen zu gewinnen und zu einer regelmäßigen Teilnahme zu motivieren.

Sitzung 2: Gesunder Schlaf

Ziele der Sitzung
▪ Psychoedukation zu gesundem Schlaf ▪ Aufbau von Veränderungsmotivation in Bezug auf die Einhaltung regelmäßiger Schlafzeiten und der Vermeidung von Tagschlaf
Ablauf
▪ Teil I: Sitzungsbeginn mit Einstiegsübung und Einführung in die Wiederholungsrunden (15 min) ▪ Teil II: Was ist normal? – Grundlagen gesunden Schlafs schaffen 1. Austausch über kontextuell/kulturell bedingte Annahmen zu gesundem und gestörtem Schlaf und Behandlungsmöglichkeiten (10 min) 2. Optional: Kurzes Erklärungsmodell zur Entstehung von Schlafstörungen (5 min) 3. Psychoedukation über grundlegendes Schlafwissen und Schlafregulation – Grundwissen Schlaf – Was ist »normal«? (10 min) – Schlaf als zirkadianer Prozess: Die Bedeutung von Regelmäßigkeit (20 min) – Schlaf als homöostatischer Prozess: Auswirkungen von Tagschlaf (20 min) ▪ Teil III: Sitzungsabschluss (10 min)
Material
▪ drei bis vier Bälle für die Einstiegsübung ▪ Schlaftagebücher der Teilnehmenden aus Sitzung 1, die nun von der Leitung analysiert wurden ▪ Bilder zum Mitgeben zu grundlegenden Schlafregeln (Regelmäßigkeit/kein Tagschlaf, s. Onlinematerialien)

Teil I: Sitzungsbeginn mit Einstiegsübung und Einführung in die Wiederholungsrunden

Dies ist die erste Sitzung, die dem üblichen Ablauf folgt. Daher wird jeder Schritt transparent eingeführt. Hierdurch entsteht ein Kontrollgefühl bei den Teilnehmenden.

1. Einstiegsübung zur Stärkung der Gruppenkohäsion

Verschiedene Optionen für Übungen können dem Anhang entnommen werden.

Wir beginnen jeden unserer Termine mit einer kurzen Übung, um wach zu werden, die Konzentration zu schulen und uns ein wenig aufzulockern. Viele der Übungen haben mit Bewegung zu tun, manche sind auch spielerisch. Es mag manchen von Ihnen vielleicht seltsam erscheinen, dass wir als erwachsene Personen spielen. Aus der Erfahrung mit Gruppen zeigt sich aber, dass solche gemeinsamen Anfangsübungen sehr helfen, sich für den Rest der Sitzung zu konzentrieren, v. a. wenn man schlecht geschlafen hat und müde ist.

2. Eingangsrunde mit Nachbesprechung der Therapieaufgabe

Einführung in das wöchentliche Vorgehen (→ Kap. II.3.3):

Wir werden ab heute in jeder Woche am Anfang der Gruppe eine Runde machen, in der jede:r von Ihnen kurz etwas beiträgt. Uns sind dabei drei Aspekte wichtig:

- *Wie war die letzte Woche? Ist etwas passiert, was Sie mit uns teilen möchten?*
- *Welche Empfehlungen und Übungen aus der letzten Sitzung haben Sie ausprobiert? Was hat dabei funktioniert? Womit hatten Sie Schwierigkeiten?*
- *Können Sie sich an den Grund dieser Empfehlung/Übung erinnern? Was haben wir dazu besprochen?*

Wir nehmen uns dafür jede Woche Zeit, weil wir sichergehen wollen, dass Sie mit unseren Empfehlungen auch Erfolg haben. Wenn etwas nicht funktioniert, können wir gemeinsam nach Lösungen suchen oder etwas überlegen, was für Sie besser passt. Gleichzeitig möchten wir auch genug Zeit für die neuen Themen haben. Verzeihen Sie uns also, wenn wir nicht auf jedes Thema ausführlich eingehen. Wenn es wichtig ist, hören wir es und kommen an anderer Stelle noch einmal darauf zurück.

Teil II: Was ist normal? – Grundlagen gesunden Schlafs schaffen

1. Austausch über kontextuell/kulturell bedingte Annahmen zu Schlaf und zu Behandlungsmöglichkeiten

Einstieg über Unterschiede in allgemeine Schlafgewohnheiten und -rituale (→Infokasten »Dialogisches Pendeln« in →Kap. I.3.3)

Wir werden heute darüber sprechen, was für gesunden Schlaf wichtig ist. Aber bevor wir Ihnen Empfehlungen geben, möchten wir verstehen, was Sie mit dem Thema »Schlaf« verbinden. Was für Sie »normaler Schlaf« ist und was Sie sich wünschen oder Sie stört, kann sich unterscheiden. Unsere Vorstellungen hängen immer davon ab, wo wir aufgewachsen sind und was wir dazu gelernt haben. Beim Schlaf kann das z. B. das Klima sein, oder die Gewohnheiten in der Familie, die Erwartungen in der Gesellschaft um uns herum, religiöse Regeln oder auch die Lebens- und Arbeitsbedingungen.
Sind Ihnen allgemein Unterschiede in den Schlafgewohnheiten in [Aufnahmeland] zu denen in [Herkunftsland] aufgefallen?

Beispiel 1: *In Deutschland wird viel über Schlaf gesprochen. Wenn Sie einen Gast haben, fragen Sie ihn oder sie morgens: »Haben Sie gut geschlafen?« und bei der Arbeit beschweren sich die Leute viel über ihren Schlaf. Ist das genauso, wo Sie aufgewachsen sind? Ist Schlaf dort auch dauernd Thema? (→Infokasten »Kontext vs. Kultur« in →Kap. I.3.1)*

Diskussion zu behandlungsbezogenen Aspekten:

Wie ist es mit Schlafproblemen wie Einschlafschwierigkeiten, Albträumen oder Ängsten in der Nacht? Spricht man darüber frei? Wie würden Freunde und Familie darauf reagieren?
An wen würde man sich in [Herkunftsland] mit diesen Problemen wenden? Welche Behandlung würde man Ihnen empfehlen?

Zusammenfassen der Diskussion und Überleitung zum Thema:

Zusammenfassend kann man sagen, dass es sehr unterschiedliche Möglichkeiten gibt, mit Schlafproblemen umzugehen. Für einige von Ihnen ist es neu, in eine solche Gruppe zu kommen, wenn Sie nicht ganz genau wissen, was auf Sie zukommt. Für diesen Mut zunächst großen Respekt! Bitte geben Sie uns Bescheid, wenn Sie etwas an unseren Empfehlungen nicht nachvollziehen können oder für Sie unpassend erscheint. Wir suchen dann gemeinsam eine Lösung.

2. Optional: Kurzes Erklärungsmodell zur Entstehung von Schlafstörungen

Beenden Sie die Diskussion, indem Sie die verschiedenen Ansätze validieren. Erklären Sie die Entwicklung von Schlafstörungen und weisen Sie auf die Aspekte hin, die bereits in Sitzung 1 von den Gruppenmitgliedern angesprochen wurden. Erkennen Sie die Umstände an, unter denen die Gruppe ihre aktuellen Symptome entwickelt hat. Versuchen Sie zu »normalisieren«, ohne die immense Belastung der Situation zu schmälern:

> *Ursache von Schlafstörungen sind normalerweise viele Probleme im Leben. Manchmal werden es so viele, dass es zu viel für eine Person wird. Unser Körper reagiert dann mit Stress. Und Stress macht den Schlaf kaputt. Einige von Ihnen haben vielleicht schon als Kinder schlecht geschlafen. Manche Leute haben von Natur aus schlechten Schlaf. So wie andere Personen leichter Probleme mit der Verdauung oder dem Herz haben. Viele von Ihnen haben aber wahrscheinlich während oder nach Ihrer Flucht Schlafprobleme bekommen, oder es hat sich währenddessen verschlimmert. Das liegt daran, dass eine solche Reise voller Schrecken und Stress ist. Die Leute haben uns erzählt, dass auf der Flucht viele schlimme Ereignisse während der Nacht passieren. Die Nacht ist dann keine Ruhezeit. Stattdessen wird sie zu einer Zeit des Reisens und der Gefahr. Wenn man ankommt, gehen der Stress und die Probleme weiter. Man hat viele Sorgen um die Zukunft und Erinnerungen aus der Vergangenheit. Dies ist sehr belastend. Schlafprobleme zu haben ist in dieser Situation weder schwach noch verrückt. Mit all dem im Kopf ist es nur verständlich, seine natürliche Energie und Kraft zu verlieren. Stimmen Sie dem zu? Schlafprobleme entstehen also in schwierigen Situationen. Gleichzeitig führen Schlafprobleme auch zu neuen Verhaltensweisen oder Gewohnheiten. Manche Leute wollen lieber nicht im Dunkeln sein. Andere gewöhnen sich daran, nachts viel zu Grübeln. Diese neuen Gewohnheiten bleiben dann leider häufig lange Zeit bestehen. Manche Menschen haben sich einfach daran »gewöhnt«, schlecht zu schlafen und geben innerlich auf. Sie fangen an, z. B. nachts zu arbeiten und denken »Ich kann ja eh nicht schlafen!« Die gute Nachricht ist, dass dies nicht der Fall sein muss. Sie können auch gesunde Schlafgewohnheiten »wieder erlernen«. Das kann helfen langfristig wieder besser zu schlafen. Es braucht am Anfang Geduld und Disziplin. Aber wir haben gesehen, dass es helfen kann.*

3. Psychoedukation über grundlegendes Schlafwissen und Schlafregulation

Es lohnt sich, diesen Kernabschnitt mit einigen einleitenden Sätzen zu beginnen, um realistische Erwartungen an diese Sitzung zu wecken. Erklären Sie, dass heute nicht alle Fragen beantwortet werden und die Erklärungen und späteren Empfehlungen nicht jedes Schlafproblem lösen werden. Betonen Sie dennoch die Wichtigkeit eines Basiswissens, das für alle zukünftigen Sitzungen notwendig ist. Die Empfehlungen dieser Sitzungen sind möglicherweise die am schwierigsten umzusetzenden und können gleichzeitig die wirksamsten zur Wiederherstellung eines gesunden Schlafs sein. Sie können daher als Ziel und Intervention zugleich betrachtet werden.

Grundwissen Schlaf – Was ist »normal«?

Kurzes Sammeln von Ideen und Schlafmythen in der Gruppe (reihum):

> *Was wäre für Sie die ideale Zeit um 1.) ins Bett zu gehen und 2.) aufzustehen? Und 3.) wie lange sollte man, Ihrer Meinung nach, schlafen? Was glauben Sie bzw. welche Empfehlung würden Sie geben?*

Wahrscheinlich werden die Ideen innerhalb der Gruppe unterschiedlich sein. Mit dieser Vielfalt lassen sich die individuellen Unterschiede im Schlafbedürfnis und Chronotyp (und Alterung) gut einleiten. Ziel dieses Abschnitts ist es, dysfunktionale Überzeugungen zum Schlaf und Schlafmythen abzubauen (z. B. »Jeder Mensch braucht acht Stunden Schlaf«; → Kap. I.2.1).

> *Es kursieren viele falsche Empfehlungen über den Schlaf. Davon sollte man sich nicht verunsichern lassen. Folgende Aspekte sind wichtig, die man über den Schlaf wissen sollte:*

Wissen, das während des Gesprächs vermittelt werden soll:	
Schlafbedürfnis	▪ Von Person zu Person unterschiedlich ▪ Durchschnittlich acht Stunden, aber manchen Leuten reichen fünf Stunden, anderen zehn Stunden Schlaf ▪ Vergleich: Schuhgrößen (38 für Damen durchschnittlich, aber auch 36 oder 42 möglich) ▪ Kann nicht geändert werden (kann sich aber mit dem Alter ändern)

Verschiedene Chronotypen	▪ Von Person zu Person unterschiedlich – *Manche sind abends noch lange wach und aktiv, und sie schlafen morgens gern sehr lange aus (im Deutschen vergleicht man sie mit einem Vogel, der nachts aktiv ist – der Eule). Es fällt ihnen schwer, morgens früh aufzustehen, und sie haben Probleme mit Berufen, bei denen man das tun muss.* – *Andere sind morgens schon früh wach und aktiv und werden dafür abends früher müde (sie vergleicht man mit einer anderen Vogelart, die besonders früh morgens zu singen beginnt – der Lerche). Sie können sich häufig abends nicht mehr gut konzentrieren.* – *In Zeiten, in denen der Schlaf gestört und alles durcheinander ist, ist es oft schwer zu beurteilen, zu welcher Gruppe man gehört. Haben Sie dennoch eine Idee? Sind Sie eher morgens oder abends aktiv?* ▪ Chronotypen können nicht geändert werden (kollidiert manchmal mit Anforderungen von Schule oder Arbeit)
Optional: Schlaf und Altern	▪ Schlaf verändert sich über die Lebensspanne ▪ Kinder und Teenager brauchen mehr Schlaf als Erwachsene ▪ Ältere Personen benötigen nachts weniger Schlaf als Erwachsene und brauchen daher häufig einen Mittagsschlaf.

SITZUNG 2

FAZIT 1

Es gibt keinen »idealen« Schlaf für alle. Schlafbedürfnis und -rhythmus unterscheiden sich von Person zu Person. Machen Sie sich also keinen Druck, wenn Sie allgemeine Empfehlungen hören!

Schlaf als zirkadianer Prozess: Die Bedeutung von Regelmäßigkeit

Erklärung (mittels Flipchart/Whiteboard; weitere Hintergründe: →Kap. I.2.1.2 und →Kap. 2.1.3):

Es gibt jedoch eine Empfehlung, die trotz vieler Unterschiede für alle Menschen gleich ist – genauso wie für die allermeisten Abläufe bei Lebewesen (Tieren und Pflanzen) unserer Welt.

Einführung der Idee einer rhythmischen Welt:

Wir leben in einer rhythmischen Welt. Das soll heißen, alles in unserer Welt folgt einer gewissen Regelmäßigkeit, einem bestimmten Rhythmus. Vielleicht fallen Ihnen spontan Beispiele für regelmäßige Abläufe in unserer Welt ein, die Sie beobachten können?

Beispiele: Sonnenauf- und -untergang, Jahreszeiten, Gezeiten am Meer, Mondphasen, Tierbrut, Vogelzug. Beispiele können an den Kontext der Gruppe angepasst werden.)

Der offensichtlichste aller Rhythmen in Zusammenhang mit dem Schlaf, ist der Tag-Nacht-Rhythmus, der u. a. durch Sonnenauf- und -untergang gegeben ist.

Psychoedukation zum zirkadianen Prozess (Prozess C):

Unser menschlicher Körper folgt, wie alles in der Natur, einem regelmäßigen Rhythmus. Viele körperliche Prozesse merken wir nur indirekt z. B. ist die Körpertemperatur nachts etwas niedriger als tagsüber und man friert somit nachts leichter. Ist Ihnen das schonmal aufgefallen?

Schrittweise Erläuterung zu Prozess C an einer Skizze unter Einbezug der Teilnehmenden (→ Abb. 2 in Kap. I.2.1.3).

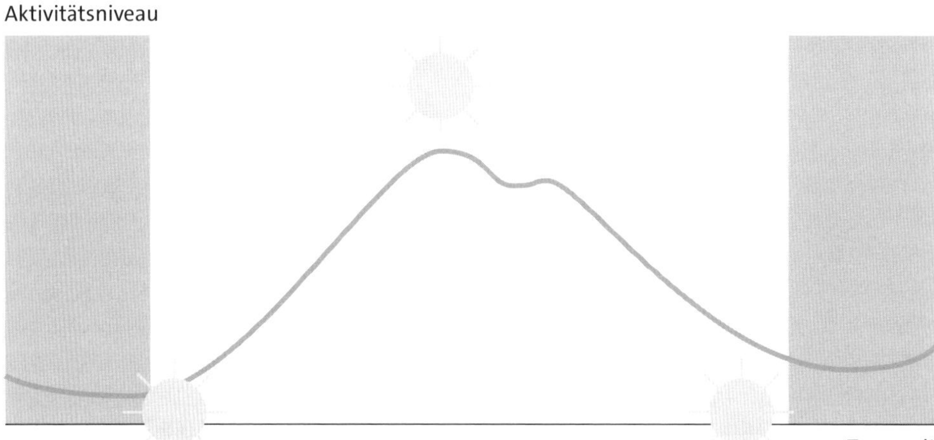

Abb. 4: Vereinfachtes Zwei-Prozess-Modell (Flipchart-Skizze)

Unser Körper ist im Verlauf eines Tages unterschiedlich aktiv. [x- und y-Achse sowie Sonnenstand im Tagesverlauf werden angezeichnet]. Wenn wir uns die Aktivität unseres Körpers über einen Tag genau ansehen, dann sieht diese in etwa so aus: Vor Sonnenaufgang [links ansetzen mit einer niedrigen Linie] sind wir besonders inaktiv, der Körper ist in einer Art Ruhemodus. Irgendwann nach Sonnenaufgang steigt die Aktivität in unserem Körper dann langsam an. Bestimmte wach machende Prozesse laufen los. Tagsüber ist unser Körper dann voll im Wach-Modus angekommen, auch wenn dieser über den Tag etwas schwankt. Zum Abend hin fällt die Aktivität dann wieder langsam ab, und nachts begibt sich der Körper wieder automatisch in einen Ruhemodus.

Erklärung zum natürlichen körperlichen »Ruhezustand« während der Nacht.

Dieser Ruhezustand bedeutet nicht, dass wir automatisch schlafen, aber wir sind besser auf den Schlaf vorbereitet als tagsüber. Wenn wir nachts auf eine Party gehen – oder auch in stressigen Zeiten und Notsituationen – können wir diesen natürlichen Rhythmus überwinden. Das muss manchmal sein und kann in manchen Situationen überlebenswichtig sein. Aber es kostet viel Energie. Auf Dauer schadet es unserem Körper, der auf regelmäßige Prozesse angewiesen ist, und bringt damit den Schlaf durcheinander. Es ist also ratsam, gemäß seinem natürlichen Körperrhythmus zu leben. Wie gesagt, werden manche Personen etwas früher aktiv und wieder müde und manche etwas später. Aber es ist für uns alle wichtig, dem individuellen Körperrhythmus, so gut es geht, zu folgen. Denken Sie an einen Landwirt, der vom regelmäßigen Lauf der Jahreszeiten abhängig ist. Wenn er eine reiche Ernte möchte, sollte er seine Saat nicht vor dem Winter ausbringen.

FAZIT 2

Schlaf braucht einen regelmäßigen Rhythmus. Gehen Sie so regelmäßig ins Bett wie möglich! Und noch wichtiger: Stehen Sie so regelmäßig auf wie möglich!

Übertragung der Empfehlung auf den Alltag der Teilnehmenden (evtl. unter Einbezug der Schlaftagebücher):

Wie geht es Ihnen in letzter Zeit mit dieser Empfehlung? Wie regelmäßig sind Ihre Schlafzeiten? Wo liegen die Schwierigkeiten?

Anmerkung: An dieser Stelle ist es wichtig, ausführlich auf Einwände und Zweifel der Teilnehmenden einzugehen, denn die Empfehlung kann Gefühle des Missverstehens oder der Hilflosigkeit angesichts der Umstände hervorrufen. Wichtig ist, die Schwierigkeit dieser vermeintlich einfachen Empfehlung zu betonen und für ein Vorgehen in kleinen Schritten mit realisierbaren Teilzielen hinzuweisen.

Ein Problem, das sich über lange Zeit eingestellt hat, lässt sich nicht von heute auf morgen lösen. Besonders der Schlafrhythmus lässt sich nur sehr langsam mit viel Ausdauer beeinflussen. Es kann einige Wochen dauern, bis Sie zu Ihrem Ziel kommen.

Schlaf als homöostatischer Prozess: Auswirkungen von Tagschlaf

Dieser Abschnitt ist möglicherweise nur für einzelne Teilnehmende relevant (beachten Sie hierfür auch Informationen aus den Schlaftagebüchern). Für andere kann der Bezug auf andere maladaptive Verhaltensweisen wie das Trinken von Energy-Drinks, schwarzem Tee oder Kaffee wenige Stunden vor dem Schlafen erweitert werden.

Einführung des Schlafdrucks (Prozess S) mittels der Flipchart-Grafik (→Abb. 4) aufbauend auf Prozess C:

> *Unser Schlaf wird von unserem Körperrhythmus beeinflusst. Er wird aber auch davon beeinflusst, wie lange es her ist, dass wir das letzte Mal geschlafen haben. Wir sprechen hierbei von Schlafdruck. Je länger Sie nicht geschlafen haben, desto stärker ist das Bedürfnis zu schlafen (= Schlafdruck). Das muss nicht unbedingt zu unserem Körperrhythmus passen. Vielleicht kennen Sie das auch, dass nach einer Nacht, in der Sie schlecht oder gar nicht geschlafen haben, Sie am Tag jederzeit einschlafen könnten (oder es auch tun)?*

Entwicklung des Teufelskreises anhand der Grafik: Nehmen Sie eine andere Farbe zur Hand.

> *Idealerweise wäre dieser Schlafdruck abends besonders hoch und morgens besonders niedrig, richtig? [in der Grafik anzeichnen, →Kap. I.2.1.3] Dann könnte man abends gut einschlafen und wäre morgens ausgeruht. Das setzt aber voraus, dass Sie in der Nacht schlafen und der Schlafdruck weniger wird. Entsprechend würde er tagsüber wieder ansteigen. [jeweils in die Grafik einzeichnen]*
> *Was passiert aber, wenn Sie eine schlechte Nacht hatten, in der Sie nicht schlafen konnten? [mit einer neuen Farbe in die Grafik zeichnen] Ihr Schlafdruck ist morgens/tagsüber so hoch, dass Sie sich z. B. mittags nochmals hinlegen und schlafen. Was passiert dann mit dem Schlafdruck? Was ist Ihre Erfahrung? Können Sie abends gut einschlafen, wenn Sie tagsüber geschlafen haben? In der Regel sind Sie nach einem ausführlichen Mittagschlaf abends zu ausgeruht, um wieder einzuschlafen. Sie liegen also lange wach und schlafen erst sehr spät ein. Wie geht es Ihnen dann am nächsten Tag? Sie haben wieder schlecht geschlafen und sind tagsüber müde. Was machen Sie? Sie legen sich vielleicht wieder tagsüber hin und schlafen.*
> *Sie sehen: Durch das Schlafen tagsüber setzen sich die Schlafprobleme von einer Nacht zur anderen fort. Tagschlaf kann bei Schlafproblemen so dazu führen, dass sich das Problem auf lange Sicht verfestigt und immer stärker wird.*

> **FAZIT 3**
> Tagschlaf verschlimmert Schlafprobleme langfristig. Schlafen Sie nicht tagsüber!

Anmerkung: In manchen Kontexten ist es, z. B. klimatisch bedingt, üblich, tagsüber zu schlafen (→Kap. I.3.1). Dies gilt es anzuerkennen und darauf hinzuweisen, dass die Empfehlung vorrangig für Personen mit anhaltenden Schlafproblemen gilt, um die Fortsetzung des Problems von einer Nacht zur nächsten zu unterbrechen. Sie stellt keine weltweit und allgemein gültige Schlafempfehlung dar.

Übertragung der Empfehlung auf den Alltag der Teilnehmenden:

> *Wie geht es Ihnen in letzter Zeit mit dieser Empfehlung? Schlafen Sie tagsüber? Können Sie sich vorstellen, in der kommenden Woche auf Ihren Tagschlaf zu verzichten? Wo sehen Sie Schwierigkeiten?*

Nehmen Sie sich auch hier Zeit, um Hindernisse und Widerstände gegen Verhaltensänderungen in der Gruppe zu besprechen, Schwierigkeiten anzuerkennen und ggf. gemeinsam mit der Gruppe Ideen zu sammeln, wie die Empfehlung umgesetzt werden kann (z. B. keine Hausaufgaben in den Nachmittagsstunden bei besonderer Müdigkeit, sondern stattdessen nachmittags spazieren zu gehen, weitere Ideen → Sitzung 9).

Anmerkung: Angesichts der hohen Belastung durch Tagesmüdigkeit bei Personen mit chronischer Schlaflosigkeit oder Albträumen kann ein Verzicht auf Tagschlaf überfordern. Hier ist eine realistische Begrenzung zu bevorzugen (z. B. auf 20 min, Aufstehen spätestens um 14 Uhr, um mehrere Stunden vor dem erneuten Zubettgehen zu haben). In diesem Fall gemeinsam mit der Gruppe auf Strategien eingehen, die es erleichtern, diese Ziele umzusetzen (z. B. um 14 Uhr mit einem Freund verabreden).

Teil III: Sitzungsabschluss

Zusammenfassung der Sitzung

»Was nehmen Sie aus der heutigen Sitzung mit?«

1. Es gibt keinen »idealen« Schlaf für alle. Schlafbedürfnis und -rhythmus unterscheiden sich von Person zu Person.
2. Schlaf braucht einen regelmäßigen Rhythmus. Gehen Sie so regelmäßig ins Bett wie möglich! Und noch wichtiger: Stehen Sie so regelmäßig auf wie möglich!
3. Tagschlaf verschlimmert Schlafprobleme langfristig. Schlafen Sie nicht tagsüber!

Therapieaufgabe

Anwenden einer der heutigen Schlafregeln:

> *Versuchen Sie über die kommende Woche, die drei Empfehlungen umzusetzen, die wir heute besprochen haben. Das kann am Anfang sehr schwierig sein. Beginnen Sie mit dem regelmäßigen Aufstehen. Bleiben Sie dran, auch wenn es schwierig ist. Gleichzeitig seien Sie nicht zu streng mit sich. Jeder Tag, den Sie näher an die Uhrzeit kommen, die Sie sich vorgenommen haben, ist ein Erfolg! Berichten Sie uns nächste Woche, was gut geklappt hat und wo die Schwierigkeiten lagen.*

Es ist sehr empfehlenswert, darum zu bitten, die Ziele realistisch und konkret zu formulieren (z. B. jeden Morgen um 8:30 Uhr aufstehen/nur von 13 bis maximal 14 Uhr schlafen). Die Ausarbeitung individueller Ziele kann jedoch in der Gruppe zu viel Zeit in Anspruch nehmen. Nehmen Sie die Position eines Cheerleaders ein, um Hoffnung auf eine Symptomänderung zu geben und zur Verhaltensänderung zu motivieren.
Items zum Mitgeben
▪ Flyer mit Grafik »Regelmäßig zu Bett gehen und aufstehen« ▪ Flyer mit Grafik »Tagschlaf vermeiden«
Vorbereitung auf die nächste Sitzung (Umgebungsbedingungen)
In der nächsten Sitzung werden wir über Ihre Schlafumgebung sprechen, d. h. konkret Ihr Bett, der Raum, in dem Sie schlafen, und die Umstände in Ihrer Umgebung. Wir wissen, einige von Ihnen leben zurzeit in einer Umgebung, die sehr schlecht für den Schlaf ist. Trotzdem hilft es, wenn wir ein möglichst gutes Bild davon bekommen, was Sie meinen, wenn Sie sagen, »schlecht«. Wer möchte, ist also herzlich eingeladen, zur nächsten Sitzung ein Bild oder Video seiner Schlafumgebung mitzubringen. Das ist freiwillig. Aber manchmal kann es helfen, wenn wir einmal gesehen haben, wo das Problem liegt. Wir können dann gemeinsam besser überlegen, was unter diesen Umständen hilfreich sein könnte.

Anmerkungen für die Gruppenleitung

Bei den Empfehlungen dieser Sitzung kommen häufig Einwände auf. Möglichkeiten damit umzugehen sind:

- **Einwand:** Ich versuche ja regelmäßig ins Bett zu gehen, aber dann kann ich eben stundenlang nicht einschlafen!
- **Vorschlag:** Validieren Sie die Schwierigkeit der Aufgabe, verweisen Sie auf kommende Sitzungen (z. B. zum Umgang mit Sorgen) und regen Sie zur kleinschrittigen Veränderung an: *Für die meisten ist es leichter, beim regelmäßigen Aufstehen anzufangen, und aus der Forschung wissen wir, dass das Aufstehen für den Körperrhythmus besonders wichtig ist. Beginnen Sie also mit dem regelmäßigen Aufstehen und setzen Sie sich realistische Ziele. Welche Uhrzeit könnten Sie in der nächsten Woche schaffen?*
- **Einwand:** Ich würde ja gern aufstehen, aber ich komme einfach nicht aus dem Bett morgens, wenn ich schlecht geschlafen habe! Oder: Ich würde gern aufstehen, aber mit mir schlafen weitere Personen im Zimmer, die ich morgens nicht stören will. Deshalb liege ich noch eine ganze Weile wach im Bett.
- **Vorschlag:** In beiden Fällen bietet es sich an, in der Gruppe nach konkreten Lösungsideen zu suchen, wie man sich das Aufstehen erleichtern oder gestalten kann (z. B. für viel Tageslicht sorgen, duschen, die Kleidung bereits abends zurechtlegen und direkt das Zimmer für einen morgendlichen Spaziergang verlassen etc.). Validieren Sie unbedingt die Schwierigkeit auch dieser Aufgabe.

Je nach Input der Teilnehmenden können weitere Schlafhygieneregeln einfließen, z. B. Konsum von Energydrinks/Kaffee/Tee oder schwerer Mahlzeiten, die sich auf den Körperrhythmus auswirken und das Einschlafen erschweren können. Gleiches gilt für abendliche Bildschirmtätigkeiten (z. B. Filme, Soziale Medien, Spiele am Smartphone). Durch das blaue Licht werden natürliche Prozesse des Müdewerdens, ähnlich dem Tageslicht, gehemmt. Das Einstellen eines sog. Blaulicht-Filters/Nachtmodus kann Abhilfe schaffen.

Auch das Thema der Schlafqualität kann hier aufkommen (z. B. *Ich schlafe zwar, aber nicht tief und wache bei jeder Kleinigkeit auf.* oder *Ich fühle mich nach dem Schlafen nicht erholt.* Hieraus wird zuweilen der Schluss abgeleitet, den schlechten Schlaf z. B. durch einige zusätzliche Stunden morgens oder nachmittags zu kompensieren. Dies ist jedoch kontraproduktiv, da es die Wahrscheinlichkeit auf Tiefschlaf in der Folgenacht verringert (→ Kap. I.2.1.1). Es gilt auch in diesem Fall, möglichst regelmäßige Schlafzeiten einzuhalten, die Bettzeit eher zu verringern und Tagschlaf zu vermeiden.

Schichtarbeit stellt eine besondere Herausforderung für den Schlafrhythmus dar. Diese Schwierigkeiten gilt es zu validieren. Auch hier haben sich jedoch Schlafhygieneregeln und Stimuluskontrolle als wirksam erwiesen (→ Kap. I.2.2.3).

Sitzung 3: Schlafumgebung

Ziele der Sitzung
▪ Validierung der schwierigen kontextuellen Umstände ▪ Entwicklung praktischer Lösungen für belastende Schlafumgebungen
Ablauf
▪ Teil I: Sitzungsbeginn mit ausführlicher Wiederholung zu regelmäßigem Schlaf (30 min) ▪ Teil II: Schlaf in einer ungünstigen Umgebung gestalten 1. Austausch in der Gruppe und Problemdefinition in Bezug auf die aktuelle Schlafumgebung (20 min) 2. Aufzeigen von Handlungsspielraum und Förderung der Lösungsfokussierung (30 min) ▪ Teil III: Sitzungsabschluss (10 min)
Material
▪ Flipchart mit Grafik aus → Sitzung 2 für Wiederholung ▪ Bilder von Unterbringung aktuell (bringen Teilnehmende mit. Bilder aus dem Internet als Alternative vorbereiten) ▪ Ohropax®, Leuchtsterne, Schlafmasken, Smartphone mit Schlaf-Apps (Schlaf-Sounds, Schlaf-Licht), Schlaflicht-Lampe (sofern vorhanden), Schallschutzkopfhörer (sofern vorhanden)

Teil I: Sitzungsbeginn mit ausführlicher Wiederholung zu regelmäßigem Schlaf

1. Einstiegsübung zur Stärkung der Gruppenkohäsion

Empfehlung: »Alle, die …«-Spiel (→ Anhang), u. a. mit Fragen zur Wiederholung und zur Schlafumgebung, z. B.: Alle tauschen Plätze, die …

- in diesem Moment müde sind.
- in der letzten Woche nicht tagsüber geschlafen haben.
- eher den Rhythmus einer Eule haben.
- mit einer anderen Person im Zimmer schlafen.
- oft aufwachen, weil es laut ist.

2. Eingangsrunde mit Wiederholung und Nachbesprechung der Therapieaufgabe

Da es sich bei dieser ersten Therapieaufgabe um zentrale, zu verändernde Aspekte handelt, sollte für diese Wiederholung und Nachbesprechung ausreichend Zeit eingeplant werden, z. B.:

> *Wie gut hat das regelmäßige Aufstehen funktioniert? Wie hat es geklappt, tagsüber nicht zu schlafen? Was hat geholfen, an den Tagen, an denen es gut funktioniert hat? Was waren Schwierigkeiten?*

Teil II: Schlaf in einer ungünstigen Umgebung gestalten

1. Austausch in der Gruppe und Problemdefinition in Bezug auf die aktuelle Schlafumgebung

In der Vorwoche wurden die Teilnehmenden gebeten, Fotos oder Videos der eigenen Schlafumgebung mitzubringen. Wichtig ist hier die Freiwilligkeit, da dies eine private und damit sensible Umgebung ist. Teilnehmende, für die die Schlafumgebung zu hohem Leidensdruck führt, sind häufig dankbar für die Möglichkeit und zeigen teils von sich aus Fotos. Für den Fall, dass keine Bilder mitgebracht wurden, sollten Bilder aus dem Internet vorbereitet und von der Gruppenleitung mitgebracht werden, die typische Schlafumgebungen von Menschen mit und ohne Fluchterfahrung im Aufnahmeland zeigen (z. B. in Erstaufnahmeeinrichtungen, Asylunterkünften, Wohngemeinschaften, partnerschaftliche Schlafzimmer, Kinderzimmer etc.). Ziel ist es, Raum für Erfahrungen und Emotionen zu geben und die Schwierigkeiten zu validieren.

> *Welche Aspekte in Ihrer Schlafumgebung halten Sie für gut, welche für problematisch? Was stört Ihren Schlaf am meisten? Wie äußert sich diese Problematik genau? Wie gehen Sie normalerweise mit diesem Problem um? Was haben Sie bereits versucht zu verändern, um die Situation angenehmer zu gestalten? Wer kennt dieses Problem noch? Wie äußert es sich bei Ihnen?*

Die Gruppenleitung moderiert die Diskussion und notiert für jedes genannte Problem ein Stichwort auf einer Moderationskarte, die in die Mitte des Kreises gelegt wird (z. B. »Lärm«). Hierdurch werden die Ausführungen konkretisiert, und Gemeinsamkeiten zwischen Gruppenmitgliedern können hervorgehoben werden.

Anmerkungen für die Gruppenleitung

Die Moderation dieses Austauschs kann herausfordernd sein, wenn die Teilnehmenden sehr unterschiedlich untergebracht sind und sich im Leidensdruck in dieser Problematik stark unterscheiden (z. B. im Jugendhilfesetting gegenüber Gemeinschaftsunterkünften). Dies kann Neid oder Frustration hervorrufen. Umso wichtiger ist es, die Gruppenkohäsion gut im Blick zu behalten und derartige Ungerechtigkeit im Zweifel auf äußere Gründe im System zurückzuführen, die außerhalb der Kontrolle aller an der Sitzung beteiligten Personen (inkl. der Gruppenleitung) liegt.

Manche Probleme im Zusammenhang mit der Schlafumgebung entstehen möglicherweise aus den verschiedenen Erwartungshaltungen an eine Schlafumgebung, die sich aus persönlichen Erfahrungen und Kontexten der Teilnehmenden vor der Migration ergeben (→ Kap. I.3.1 und → Kap. I.3.3).

Zu jeder Zeit sollte zudem klar kommuniziert sein, dass es nicht darum geht, jedem und jeder Teilnehmenden ein Einzelzimmer zu vermitteln, um keine falschen Erwartungen zu wecken.

> **FAZIT 1**
> Die Schlafumgebung ist für einen guten Schlaf wichtig. Gleichzeitig leben viele von Ihnen derzeit unter (auf Dauer) unzumutbaren Bedingungen. Wir sehen das, und Sie sind damit nicht allein!

2. Aufzeigen von Handlungsspielraum und Förderung der Lösungsfokussierung

Entscheidung für einen Problembereich

Um den Fokus auf veränderbare Teilaspekte zu lenken, greift die Gruppenleitung einen der bereits notierten Problembereiche heraus, der möglichst viele Teilnehmende betrifft.

Anmerkung: Es kann je nach Gruppenzusammensetzung sehr unterschiedlich sein, was im Fokus steht und am meisten Belastung verursacht. Entsprechend flexibel kann der lösungsfokussierte Sitzungsteil gestaltet werden. Unter Umständen können einzelne Aspekte aus späteren Sitzungen bereits vorgezogen werden. Bei Beschwerden über beengten Raum, der dazu führt, dass große Zeit des Tages auf dem Bett verbracht werden, bietet sich ein Vorwegnehmen der **Stimuluskontrolle** an (→ Sitzung 4). Weitere häufige Probleme mit konkreten Ansatzpunkten sind Lärm oder Dunkelheit. Für das Gruppensetting meist zu komplex, ist das Aufgreifen interpersoneller Schwierigkeiten (z. B. Konflikte mit Mitbewohner:innen). Hierfür bräuchte es mehr Zeit und therapeutische Erfahrung, um zielgerichtet zu Veränderung beizutragen. Im Rahmen der Gruppe bewährt es sich in Bezug auf interpersonelle Schwierigkeiten, sehr stark zu validieren und hierfür u.U. auch die Gruppe einzubeziehen. Die Herausforderung für die Gruppenleitung besteht darin, den Sitzungsfokus so zu leiten, dass drängende Themen in der Gruppe ausreichend validiert werden und gleichzeitig etwas thematisiert wird, was möglichst viele betrifft und eine realistische Veränderungserwartung mit sich bringt.

Gemeinsames Sammeln von Lösungsstrategien

Sofern während des Austauschs noch nicht ausreichend erfragt:

> *Welche Aspekte davon haben Sie bereits versucht zu verändern? Mit welchen Mitteln? Was war erfolgreich, was nicht? Welche Ideen haben die anderen Teilnehmenden zu diesem Problem? Können Sie etwas empfehlen, was Sie bereits ausprobiert haben?*

Erfolgreiche Lösungsversuche und -strategien werden kurz notiert oder als Gegenstand (z.B. Ohrstöpsel) zum jeweiligen Problembereich in die Mitte gelegt.

Anmerkung: Falls gute Ansätze gescheitert sind, sollten die Gründe dafür erfragt werden. Häufig werden Strategien zu schnell verworfen, z.B. werden Ohrstöpsel häufig falsch eingesetzt und fallen dann leicht heraus. Bestenfalls führt die Gruppenleitung das Einsetzen einmal vor, es werden verschiedene Modelle gezeigt und gemeinsam ausprobiert.

Erweiterung der Handlungsstrategien durch die Gruppenleitung

Wenn keine Lösungsideen mehr aus der Gruppe kommen, können die Ideen seitens der Gruppenleitung ergänzt werden. Zumindest eine Empfehlung der Gruppenleitung stärkt die »Expertenrolle« und das Vertrauen auch für zukünftige Sitzungen. Hierbei ist es wichtig, die Tipps vorzuführen und aufzuschreiben, so dass sich Teilnehmende die Empfehlung abfotografieren können und eine richtige Umsetzung gefördert wird. Mögliche Lösungsideen zu den verschiedenen Themenbereichen entnehmen Sie der obenstehenden Tabelle (→Tab. 9). Die Auflistung ist nicht erschöpfend und dient lediglich der Orientierung für den Austausch in der Gruppe. Es sollten maximal ein bis zwei Problembereiche herausgegriffen werden.

FAZIT 2

Es kann sein, dass sich die Gesamtproblematik (noch) nicht lösen lässt. Probieren Sie kleine Veränderungen, wann immer möglich. Wir (Gruppenleitung) haben die Problematik gehört und verstanden. Wir werden sie bei allen zukünftigen Empfehlungen berücksichtigen.

Ist-Zustand (Unangenehmes, aber auch Angenehmes kann hier notiert werden)	**Ziele und Lösungsideen** (mögliche Alternativen, die beispielsweise thematisiert werden könnten)
Problem 1: Lärm/Lautstärke ▪ Die Wände zu den Nachbarn sind zu dünn ▪ Kinder anderer Familien schreien nachts ▪ Mitbewohner:innen kommen spät nach Hause ▪ Mitbewohner:in macht Lärm (hört Musik/spielt Handyspiele/telefoniert etc.)	**Ziel 1: Ruhe in der Nacht** ▪ Ohrstöpsel → Einsetzen vorführen! ▪ Apps mit »Schlaf-Geräusche/-Musik« (»sleep sounds«) oder »white noise« → Beispiele vorführen! ▪ Absprachen mit Mitbewohnern ▪ Rücksprache mit Heimleitung/Sozialdienst/Betreuungs- oder Sicherheitspersonal
Problem 2: Komfort/Sauberkeit ▪ Zu kalt/zu warm ▪ Unordnung im Zimmer ▪ Bett ist unbequem, knarzt	**Ziel 2: Gemütliches Bett** ▪ Zusätzliche Decke ▪ Schöner Überzug ▪ Tagesdecke, die nachts weggenommen wird ▪ Bett umdrehen oder im Bett umdrehen ▪ Matratze auf den Boden legen und gemütliche Ecke einrichten, etc.
Problem 3: Gemeinsames Leben ▪ Alle Lebensbereiche teilen müssen ▪ Viele (unbekannte) Personen im Raum ▪ Mitbewohner:in lange wach ▪ Mitbewohner:in hat ungünstige Verhaltensweisen (z. B. raucht nachts, steht häufig auf, lädt Leute ein, etc.) ▪ Ich selbst störe Mitbewohner:innen mit meinen Symptomen/Verhaltensweisen (schreie nachts, stehe auf wegen Albträumen, möchte mit Licht schlafen, etc.)	**Ziel 3: Allein sein (Privatsphäre)** **Anmerkung:** Komplexer Punkt, da hier viel soziale Kompetenz gefragt ist und die Umsetzbarkeit vom Gegenüber abhängt. Einzelzimmer sind meist kaum umsetzbar. ▪ Absprachen mit Mitbewohnern ▪ Rücksprache mit Heimleitung/Sozialdienst/Betreuungs- oder Sicherheitspersonal ▪ Vorhänge/Handtuch/Betttuch, um Bett abzuhängen ▪ Evtl. Möbel umstellen, z. B. Schrank/Regal in die Mitte, um das Zimmer zu teilen
Problem 4: Dunkelheit/Helligkeit Raum kann man nicht abdunkeln	**Ziel 4: Helligkeit/Dunkelheit** **Anmerkung:** Sehr individuell unterschiedlich und häufig Grund für Konflikte mit Mitbewohnern, die gegenteilige Vorlieben haben ▪ Schlafmaske ▪ Handydisplay mit Nachtlicht-App → Beispiele vorführen! ▪ Fußlicht → Beispiel vorführen! ▪ Leuchtsterne

Ist-Zustand (Unangenehmes, aber auch Angenehmes kann hier notiert werden)	**Ziele und Lösungsideen** (mögliche Alternativen, die beispielsweise thematisiert werden könnten)
Problem 5: Unsicherheitsgefühl ▪ Raum kann man nicht absperren ▪ Mitbewohner:in ist mir suspekt ▪ Diffuses Unsicherheitsgefühl ▪ Nicht mit unbekannter Person im Raum schlafen können ▪ Große Fenster → zu leicht einsehbar	**Ziel 5: Sicherheitsgefühl/Abschließen können** **Anmerkung:** Hier kann je nach Zeit auf Sitzung 7 vorgegriffen werden. ▪ Vorrangig: Sicherheitssignale im Raum/ neben dem Bett platzieren (→ Sitzung 7) → Schlafsterne? ▪ Falls reale Gefahren existieren: mit Einrichtungsleitung oder Sicherheitsfirma klären, evtl. eigene Maßnahmen ergreifen, wie z. B. nachts lärmende Gegenstände hinter die Tür stellen, um aufzuwachen, falls der Raum betreten wird.
Problem 6: Enge/Platzmangel ▪ Nicht genug Platz, alle Alltagsaktivitäten passieren im Bett (Essen, Lernen, Schlafen) ▪ Bett als Lagerplatz für Gegenstände mangels Aufbewahrungsort	**Ziel 6: Bett ist nur Schlafplatz** ▪ Stimuluskontrolle: Bett in bestimmter Position *nur* zum Schlafen verwenden ▪ Für alle anderen Tätigkeiten z. B. ans Bettende oder andersherum ins Bett setzen ▪ Tagesdecke benutzen oder Bettzeug tagsüber zur Seite schieben und erst nachts wieder das Bett machen ▪ Auf einen Stuhl oder den Boden neben dem Bett sitzen

Tab. 9: Überblick möglicher Themen für die Gegenüberstellung des Ist-Zustands und dazugehörige Lösungsideen

Teil III: Sitzungsabschluss

Zusammenfassung der Sitzung
»Was nehmen Sie aus der heutigen Sitzung mit?« 1. Die Schlafumgebung ist für einen guten Schlaf wichtig. 2. Die Unzumutbarkeit meiner Schlafumgebung wird gesehen. Ich bin damit nicht allein. 3. Es gibt meist kleine Aspekte, die man verändern kann. Dafür braucht es kreative Lösungen. Ich muss »dranbleiben«.

Therapieaufgabe
Die Teilnehmenden nehmen sich reihum einen kleinen Aspekt vor, der bisher gestört hat und bei dem eine der neuen Lösungsideen realistisch erscheint. Diese probieren sie in der kommenden Woche aus. **Anmerkung:** Darüber hinaus sollte ab dieser Sitzung immer wieder auf die Fortführung der grundlegenden Empfehlungen aus →Sitzung 2 (Regelmäßige Bettzeiten und Verzicht auf Tagschlaf) hingewiesen werden.
Items zum Mitgeben
Kärtchen mit der notierten Lösungsidee aus der Mitte des Kreises oder alternativ Gedankenstütze ein Paar Ohropax® und/oder Schlafsterne für Schlaftäschchen

Anmerkungen für die Gruppenleitung

Die Empfehlung, den Hörsinn zu unterdrücken, kann für einige Teilnehmende (mit traumatischen Erfahrungen) aversiv sein. Betroffene versuchen auch im Schlaf wachsam zu sein (→Kap. I.2.2.4, Angst vor dem Schlafen). Lärmschutz oder eine Schlafmaske widersprechen dem Bedürfnis, im Schlaf die Kontrolle zu bewahren (z. B. gegenüber Mitbewohner:innen, dem Wecker, dem Feueralarm). Hier bietet es sich an, diesen Zielkonflikt zwischen »sich sicher fühlen« und »in Ruhe schlafen können« transparent zu machen (und evtl. auf →Sitzung 7 zu verweisen. Vorerst kann alternativ zu Ohrstöpseln auf sanfte Schlafgeräusche oder White noise mittels entsprechender Apps verwiesen werden.

Bei interpersonellen Schwierigkeiten können unter Umständen und mit entsprechender therapeutischer Vorerfahrung (bzw. im Einzelsetting) hier Elemente des Sozialen Kompetenztrainings (s. Hinsch & Pfingsten, 2007) helfen.

Bei großem Leidensdruck und Einengung auf die Thematik können Techniken der Akzeptanz- und Commitment-Therapie (s. Frase et al., 2016) genutzt werden.

Sollten z. B. aufgrund der Abwesenheit von Familienangehörigen Themen wie Heimweh, Einsamkeit oder Traurigkeit thematisiert werden, gilt es, diese Gefühle zu validieren. Unter Umständen können auch hier einzelne Aspekte aus →Sitzung 7 vorgezogen werden (z. B. Gefühle sind nachts stärker). Je nach Situation lässt sich für die Schlafumgebung ein Gegenstand finden, der an die Familie erinnert und in diesen Momenten Kraft schenkt.

Sollte das Thema in der Gruppe keine relevante Rolle spielen, da alle Teilnehmenden zufriedenstellend untergebracht sind, kann hier bereits ausführlich auf das Thema der Stimuluskontrolle vorgegriffen werden: Wie kann das Bett ausschließlich Schlafumgebung sein und die übrige Umgebung gut für die Überbrückung nächtlicher Wachzeiten einbezogen werden (z. B. Bereitlegen von alternativer Beschäftigung außerhalb des Betts)?

Sitzung 4: Nächtliches Grübeln und Sorgen

Ziele der Sitzung
▪ Abstand zu nächtlichen Gedankenkreisen gewinnen: »Es bringt nichts, nachts zu grübeln.« ▪ Handlungsstrategien bei nächtlichem Grübeln entwickeln: Unterbrechen und Ablenken
Ablauf
▪ Teil I: Sitzungsbeginn mit kurzer Evaluation der Maßnahmen zur Verbesserung der Schlafumgebung (15 min) ▪ Teil II: Nächtliches Grübeln und Sorgen 1. Stift-Metapher (10 min) 2. Austausch über kreisende Gedanken und Psychoedukation (15 min) 3. Umgang mit nächtlichen Gedanken: Formulieren, einordnen und ablegen (25 min) 4. Übertragung in den Alltag: Strategien zum Distanzieren von Gedanken und Stimuluskontrolle (20 min) ▪ Teil III: Sitzungsabschluss (5 min)
Material
▪ Stifte ▪ Flipchart-Zeichnung »Körperrhythmus« aus → Sitzung 2 ▪ Seil oder Schnur für Zeitstrahl und Karten (»Nachts«, »Morgen/Zukunft«, »Gestern/Vergangenheit«) ▪ Materialien zu Strategien: Blanko-Tagebücher, Mandalas, Sudoku, Zeitschriften etc. ▪ Heft zum Gedankenaufschreiben

Teil I: Sitzungsbeginn mit kurzer Evaluation der Maßnahmen zur Verbesserung der Schlafumgebung

1. Einstiegsübung

Es eignet sich beispielsweise die Übung »Zählen in der Gruppe« (→ Anhang).

2. Eingangsrunde mit Wiederholung und Nachbesprechung der Therapieaufgabe

Wie gut haben besprochene Maßnahmen zur Verbesserung der Umgebungsbedingungen funktioniert? Was hat sich bewährt? Wo gab es Schwierigkeiten?

Teil II: Nächtliches Grübeln und Sorgen

1. Die Stift-Metapher[5]

Allen Teilnehmenden werden Stifte ausgeteilt. Dann werden sie gebeten, sich diese direkt vor die Nase zu halten und sie zu fokussieren.

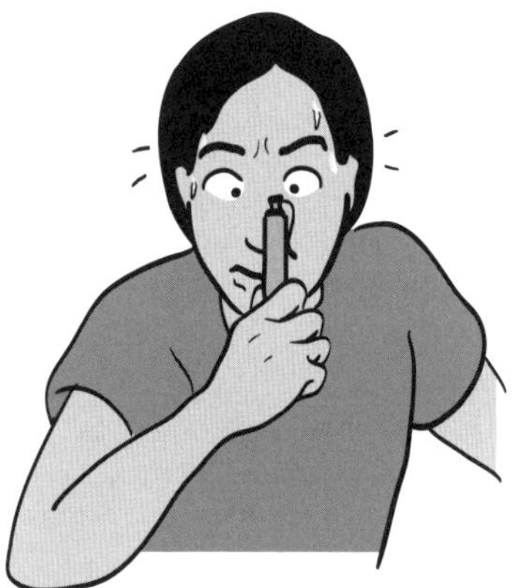

Abb. 5: Die Stift-Metapher (aus: Koch & Liedl, 2019. Illustration: Michal Rössler)

Was sehen Sie? Wie sieht der Stift aus? Ist er groß oder klein?
Nehmen Sie noch andere Dinge im Raum wahr? Wie nehmen Sie sie wahr?
Ist es angenehm, den Stift so vor der Nase zu haben?

Es sollte erarbeitet werden, dass der Stift sehr groß und aufdringlich wirkt, man die Umgebung dahinter nur noch verschwommen oder doppelt wahrnimmt und dass es unangenehm ist bzw. möglicherweise sogar im Kopf wehtut, so nah auf den Stift zu starren.

5 In Teilen entnommen und adaptiert aus dem STARK-Manual von Koch & Liedl, 2019.

Der Stift sollte nun im zweiten Schritt weiter weggehalten oder auf den Boden gelegt werden.

Jetzt, da der Stift etwas weiter entfernt, ist: Wie wirkt der Stift jetzt? Nehmen Sie ihn und Ihre Umgebung anders war? Ist es so angenehmer?

Diskussion der Stiftübung:

Haben Sie eine Idee, wofür der Stift stehen könnte?

Input zur Stiftübung:

Manchmal sind Probleme wie der Stift. Wenn man immer wieder und wieder an sie denkt, wirken sie übergroß und fast bedrohlich.
An ein Problem immer wieder und wieder zu denken, ist so, als würde man sich einen Stift direkt vor die Augen halten. Der Stift wirkt immer größer, je näher man ihn sich vor die Augen hält. Genauso wird das Problem immer größer, je mehr man grübelt oder je öfter man daran denkt. Außerdem kann man die Umgebung um sich herum nur noch verschwommen wahrnehmen, wenn man den Stift so nah vor der Nase ansieht. Man erkennt gar nicht mehr, wenn etwas Schönes um einen herum passiert, da man es nur noch unscharf sehen kann.
Wenn man den Stift auf den Boden legt, wirkt er klein. Wenn man ihn auf die andere Seite des Raumes legt, wirkt er sogar noch kleiner. Probieren Sie es aus! Nun können Sie auch wieder die Umgebung klar und scharf sehen.
Wenn Sie an nichts anderes als an Ihr Problem denken, dann wirkt das Problem sehr groß, genau wie der Stift riesig wirkt, wenn Sie ihn sich direkt vor die Augen halten. Sie nehmen nichts anderes mehr um sich herum in Ihrem Leben wahr. Das Problem wirkt noch schlimmer und gefährlicher, wenn Sie die ganze Zeit daran denken.
Wenn Sie das Problem allerdings weiter weghalten, sieht es kleiner aus. Es verschwindet nicht und schrumpft auch nicht. Es bleibt so groß, wie es ist, wird aber als kleiner wahrgenommen, und andere Themen kommen wieder mehr in Ihr Bewusstsein. Es ist ganz normal und auch wichtig, dass man sich hin und wieder die eigenen Probleme genau ansieht und über sie nachdenkt. Allerdings ist es nicht gut, wenn sich die Gedanken irgendwann im Kreis drehen.
Den Stift dürfen Sie als Erinnerung gerne mit nach Hause nehmen und in Ihre Schlaftasche packen.

FAZIT 1
Manchmal hilft es nicht, über seine Probleme dauernd nachzudenken, weil man dann andere Dinge im Leben verpasst, oder weil die Probleme dadurch noch größer erscheinen. Versuchen Sie immer mal wieder bewusst aufzuhören zu denken.

2. Austausch über kreisende Gedanken und Psychoedukation

Kennen Sie diese kreisenden negativen Gedanken, die immer wiederkehren? Manche beschreiben diesen Zustand auch als »zu viel denken«. Wann, d. h. in welchen Situationen wirken die Probleme und damit die Gedanken besonders groß und beängstigend?

Es erfolgt ein kurzer Austausch dazu.

Überleitung und Erklärung zu nächtlichem Grübeln

Tatsächlich kennen wir das sicherlich alle, dass nachts die Probleme noch viel größer und unlösbarer wirken als am Tag. Das kann sehr belastend sein und das Einschlafen verhindern. Es gibt einige Gründe, warum nachts im Bett die Probleme noch schlimmer wirken. Haben Sie eine Idee?

- ***Biologische Gründe*****:** *Erinnern Sie sich an die Sitzung, in der wir über den Körperrhythmus gesprochen haben? [Flipchart nochmals zeigen] Nachts passieren Prozesse im Körper, die uns in eine Art »Ruhezustand« versetzen. Auch der Kopf ist in der Nacht weniger konzentriert, er ist langsam und weniger klar. Diese Prozesse passen dazu, dass wir schlafen. Sind wir in dieser Zeit allerdings wach, haben die Prozesse stattdessen unpassende Wirkungen: Wir bekommen durch den »Ruhemodus« dann leichter schlechte Stimmung, und alles erscheint uns noch schlimmer als am Tag.*
- ***Keine Ablenkung in der Dunkelheit:*** *Nachts, wenn es dunkel ist, haben wir kaum (visuelle) Ablenkung für unsere Gedanken, wodurch das Gedankenkreisen intensiver wird. Darüber hinaus fühlen sich manche Menschen im Dunkeln unwohl.*
- ***Alleinsein:*** *Nachts sind wir häufig allein. Einsamkeit fördert allerdings Sorgen. Wir fühlen uns stärker alleine mit unseren Problemen, wodurch sie noch schlimmer erscheinen.*

Wir sollten aus den oben genannten Gründen versuchen, nachts im Bett nicht zu sehr an unsere Probleme zu denken. Es ist besser, wir nehmen uns am Tag dafür etwas Zeit. Allerdings ist es nicht so einfach, die Gedanken nachts abzuschalten, so wie wir ein Licht abschalten. Wir besprechen später noch, wie wir doch Einfluss auf unsere Gedanken nehmen können.

FAZIT 2

Die Nacht ist die Zeit zum Schlafen. Denken und Lösungen finden funktioniert besser am Tag.

3. Umgang mit nächtlichen Gedanken: Formulieren, einordnen und ablegen

Sammeln von häufigen, kreisenden Gedanken und Sorgen mit Stichpunkten (Einzelarbeit)

Über welche Themen/Probleme denken Sie nachts zu viel nach? Bitte notieren Sie pro Karte ein Wort für die Dinge, die Sie nachts beschäftigen und belasten. Wichtig ist, dass Sie nicht alles aufschreiben. Versuchen Sie, den Gedanken eine Art »Überschrift« zuzuordnen. Wenn Sie sich z. B. große Sorgen um Ihre Familie machen, dann notieren Sie bitte »Familie«. Wir wissen, dass Sie sehr viele Sorgen und Gedanken haben und verstehen auch, dass es große Probleme sind. Versuchen Sie trotzdem, heute einmal nur kurze Stichpunkte für diese Gedanken zu finden.

Die Übung kann alternativ bei nicht alphabetisierten Teilnehmenden auch mündlich in der Gruppe gemacht werden, die Gruppenleitung notiert diese oder findet Symbole dafür. Insgesamt ist es wichtig, die geschilderten Sorgen zu validieren und gleichzeitig den Fokus dennoch immer wieder zurück auf eine Metaperspektive zu lenken. Inhaltsreiche Details sollten stark begrenzt bleiben, um über die Schilderungen keinen Anstieg der Anspannung anderer Gruppenmitglieder hervorzurufen, auf die an dieser Stelle nicht entsprechend eingegangen werden kann.

Einführung des Zeitstrahls und Zuordnen der Gedanken

In die Mitte des Raumes wird ein Seil oder eine Schnur gelegt, an deren gegenüberliegenden Enden die Karten »Vergangenheit« und »Zukunft« platziert werden. An die Mitte des Seils wird die Karte »Nachts« zusammen mit der Grübelgrafik im Bett angelegt. Die Karten können bei Bedarf von den Dolmetschenden auch schriftlich übersetzt werden.

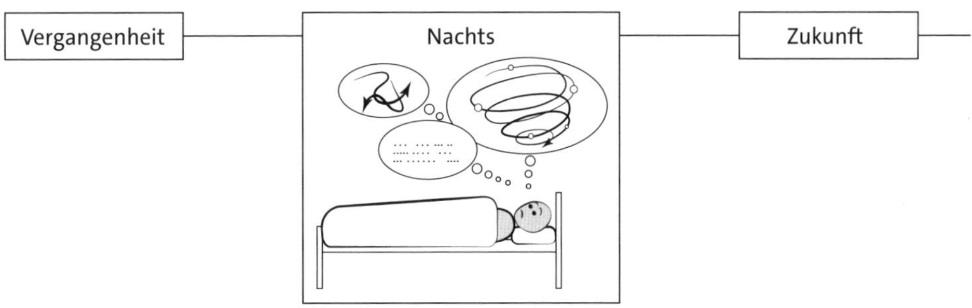

Abb. 6: Zeitstrahl mit Seil und Karten

Erklärung der Übung mit Hilfe von Beispielen der Gruppenleitung

Viele der Probleme, die uns nachts beschäftigen, haben gar nichts mit der aktuellen Situation in der Nacht zu tun (Gruppenleitung stellt sich mit eigenen formulierten Gedanken zur Karte »Nachts«). Ich z. B. mache mir vor Prüfungen oder schwierigen Aufgaben in der Arbeit manchmal viele Sorgen wie: »Kann ich das schaffen? Habe ich genug gelernt? Ich habe deshalb den Begriff »Prüfung« notiert. Diese Prüfung ist aber nicht nachts. Und ich kann mich auch nachts nicht konzentrieren, um nochmals zu lernen. Im Grunde kann ich nachts nichts tun außer mir Sorgen zu machen. Und das Sorgenmachen bringt mir nichts. Es hält mich nur vom Schlafen ab. Wo gehören diese Sorgen also eigentlich hin? Sie gehören in die Zukunft. Morgen kann ich wieder lernen. Ich lege diese Sorgen also dahin, wo sie hingehören: in die Zukunft. Verstehen Sie, wie ich das meine? Andere Sorgen, Gedanken und vielleicht Bilder, die uns nachts beschäftigen, beziehen sich auf die Vergangenheit. Es sind Erinnerungen an Ereignisse, die gestern oder früher in meinem Leben passiert sind. Auch diese Gedanken gehören in die Vergangenheit (z. B. »Hätte ich mich damals anders entscheiden sollen?). Heute in der Nacht ändert es nichts daran, ob ich darüber nachdenke oder nicht. Deshalb hilft es, sich zu sagen: »Nein! Das gehört in die Vergangenheit!« und es dort »abzulegen«. Gibt es hierzu Fragen?

Alle Teilnehmenden legen ihre Gedankenkarten an die Stelle des Zeitstrahls, wo sie eigentlich hingehören. Dies kann verdeckt oder offen geschehen. Die meisten Karten lassen sich üblicherweise leicht zuordnen, es werden immer wieder trotzdem Karten der heutigen Nacht zugeordnet. Hier bietet es sich an, mit Erlaubnis der Teilnehmenden, ins Gespräch zu kommen, warum sie dennoch denkt, diese Gedanken gehören wirklich zu dieser Nacht. In der Regel handelt es sich entweder um tatsächliche Probleme, die adressiert werden müssen (z. B. die Sorge, von einem bestimmten Mitbewohner, mit dem es Konflikte gab, nachts belästigt oder bestohlen zu werden), oder es handelt sich vielmehr um Gefühle als um Gedanken (z. B. Einsamkeit, Angst). Beides kann auf einer rein kognitiven Ebene nicht gelöst werden. Es wäre also hier nicht hilfreich, in eine Diskussion über die Zuordnung einzusteigen. Stattdessen bewährt es sich, die zugehörigen Gefühle als solche zu benennen, zu validieren und auf zukünftige Sitzungen zu verweisen, z. B.

Das, was Sie schildern, ist ein wichtiges Gefühl. Dieses Gefühl »allein zu sein« kennen sicher viele in der Gruppe, oder? Es ist völlig verständlich! Gefühle kann man zwar auch manchmal der Vergangenheit oder Zukunft zuordnen, aber das reicht oft nicht aus, damit sie nachlassen. Wir werden uns diesen Aspekt merken und in den folgenden Sitzungen nochmals darauf zurückkommen! Wir werden noch einige Strategien zum Umgang mit Gefühlen kennenlernen [Angst → Sitzung 7, Einsamkeit → Sitzung 8]. Heute bleiben wir vorerst bei den Strategien im Umgang mit vielen Gedanken. Ist das für Sie so in Ordnung?

4. Übertragung in den Alltag: Strategien zum Distanzieren von Gedanken und Stimuluskontrolle

Reflexion mit Fokus auf der Erfahrungsebene

Wie fühlt sich das an, den Gedanken so aufzuschreiben und zur Seite zu legen? Wir würden Ihnen empfehlen, in der nächsten Woche diese Technik einmal auszuprobieren und jeden Abend vorhandene Grübelgedanken, die Sie vom Schlafen abhalten, in ein Notizbuch zu notieren und es dann zur Seite zu legen.

Viele Teilnehmende erleben das Aufschreiben und Weglegen als angenehm und erleichternd. Es können aber auch Zweifel und Sorgen in Bezug auf das Aufschreiben aufkommen, z.B. dass dies die Gedanken noch verstärkt. Wichtig ist es, dann, gut zu erklären, dass die Übung nicht dafür da ist, vor dem Schlafengehen alle Gedanken und Probleme herzuholen, sondern Grübelgedanken, die sowieso da sind, aufzuschreiben, um sie besser abzuschließen. Es können auch Gedanken an die Vergangenheit und Erinnerungen auftreten. Auch diese sollten nur mit einer Überschrift markiert und nicht gedanklich vertieft werden.

Sammlung weiterer Strategien

Wenn Sie durch das Aufschreiben der Gedanken Abstand zu ihnen gewonnen haben, stellt sich natürlich die Frage: Und jetzt? Ganz wichtig ist nun, dass Sie ihr Bett verlassen, sobald Sie wieder anfangen zu grübeln (Stimuluskontrolle), und sich dann bewusst ablenken. D.h. es geht darum, ganz bewusst ihre Aufmerksamkeit auf etwas anderes als den Stift (ihre Probleme) zu lenken. Haben Sie eine Idee, was das sein könnte? Was können Sie abends oder nachts machen, um sich von ihren Gedanken abzulenken?

Es sollten Ideen aus der Gruppe gesammelt werden, die dann durch einzelne Ideen der Gruppenleitung ergänzt werden können.

Mögliche alternative Strategien, um Gedanken »abzulegen«

- Einer vertrauten Person von den Sorgen erzählen: Dabei ist u.U. wichtig, der Person dazu zu sagen, dass man momentan keine Lösung mit ihr gemeinsam sucht, sondern lediglich die Sorgen »aus dem Kopf haben will«.
- Sich selbst (oder einer vertrauten Person) eine Sprachnachricht schicken, damit es ausgesprochen und »abgeschickt« wurde.
- Ein paar körperliche Dehnübungen machen und die Gedanken abstreifen: (Dies kann in der Gruppe direkt ausprobiert und durchgeführt werden!): Aufstehen, Gliedmaßen ausstreifen, auslockern, ausschütteln und »abschütteln« (→ Abschlussübung)

- Bei der abendlichen Körperhygiene (z. B. Zähneputzen, Gesicht waschen) bewusst daran denken und sie gedanklich »wegwaschen«. Dies kann u. U. rituellen Waschungen vor dem Gebet ähneln, sollte jedoch vorsichtig vermittelt werden. Bei übertriebener Ausführung und im Extremfall entspricht dieses Vorgehen einem Waschzwang.
- Bei religiösen Teilnehmenden: Sorgen in das abendliche Gebet einbauen und für die Dauer der heutigen Nacht an eine göttliche Instanz »abgeben«. (Gebet-Symbolbildchen in die Mitte legen)
- Nachts: Position verändern: auf den Boden neben das Bett oder ans Bettende setzen.
- Eine Runde um die Wohneinheit drehen und dabei bewusst mit den Gedanken für den Tag abschließen. Evtl. sich eine ruhige Stelle suchen und dort die Gedanken erzählen und dann aufhören und zurückkehren (angelehnt an alte Rituale aus z. B. Afghanistan, wo man in früheren Generationen die Sorgen dem Fluss erzählte und wegspülen ließ)
- Sudokus lösen, Rechenaufgaben lösen
- Zeichnen, Malen nach Zahlen, Mandalas ausmalen
- Lesen, Zeitschrift anschauen
- Podcast/Hörbuch hören

FAZIT 3

Wir können aktiv etwas dafür tun, in der Nacht Abstand zu unseren Gedanken aufzubauen und uns abzulenken. Das erfordert aber Übung.

Teil III: Sitzungsabschluss

Zusammenfassung der Sitzung
»Was nehmen Sie aus der heutigen Sitzung mit?« 1. Manchmal hilft es nicht, über seine Probleme dauernd nachzudenken, weil man dann andere Dinge im Leben verpasst oder die Probleme dadurch noch größer erscheinen. Immer mal wieder sollte man bewusst versuchen, aufzuhören zu denken. 2. Die Nacht ist die Zeit zum Schlafen. Denken und Lösungen finden funktioniert besser am Tag. 3. Wir können aktiv etwas dafür tun, in der Nacht Abstand zu unseren Gedanken aufzubauen, und uns abzulenken. Das erfordert aber Übung.
Therapieaufgabe
Die Gedanken »weglegen« durch eine der besprochenen Strategien (z. B. Aufschreiben einer Überschrift in das mitgegebene Büchlein). Auch hier sollten Schwierigkeiten vorweggenommen und zu kleinen Schritten der Veränderung motiviert werden.

Grübeln passiert meist automatisch. Man merkt es manchmal nicht einmal, und es ist für viele längst zur Gewohnheit geworden. Entsprechend müssen andere Strategien ebenfalls erst mühsam Nacht für Nacht ausprobiert und geübt werden, damit sie zu neuen Gewohnheiten werden. Jede Minute, die Sie es schaffen, aus den Gedankenkreisen herauszutreten, ist am Anfang schon ein Erfolg.

Zusätzlich kann an das Aufrechterhalten der regelmäßigen Bettzeiten und das Weglassen von Tagschlaf erinnert werden.

Items zum Mitgeben

- Stift aus der Übung zur Stift-Metapher
- Heft für die Gedankenüberschriften

Abschlussübung »Gedanken ausschütteln«

Die Teilnehmenden werden instruiert, aufzustehen und alle Körperteile nacheinander »auszuklopfen« und auszuschütteln. Abschließend strecken sich alle dreimal zur Decke und lassen sich mit einem hörbaren Ausatmen mit Schwung nach vorn übergebeugt »fallen«, um die letzten schweren Gedanken der Sitzung loszulassen.

Anmerkungen für die Gruppenleitung

Das Thema Grübeln und Sorgen ist nach unserer Erfahrung ein sehr relevantes Thema und eine große Belastung für die Teilnehmenden. Es kann sich deshalb auch anbieten, das Thema auf zwei Sitzungen zu strecken, um hier tiefer einsteigen zu können. In diesem Fall kann auch der Aspekt der Stimuluskontrolle vertieft werden (»Das Bett ist nur zum Schlafen da. Wenn Sie Grübeln, sollten Sie aufstehen«).

Sitzung 5: Entspannung

Ziele der Sitzung
▪ Bedeutung von Entspannung für den Schlaf erkennen ▪ Entspannungsfördernde Aktivitäten am Abend kennenlernen ▪ Progressive Muskelrelaxation (PMR) kennenlernen und anwenden können
Ablauf
▪ Teil I: Sitzungsbeginn und ausführliche Wiederholung zum Thema Grübeln (15 min) ▪ Teil II: Rolle der Entspannung für den Schlaf 1. Einführung und Psychoedukation: Warum ist Entspannung wichtig? (10 min) 2. Entspannungsstrategien und Abendroutine entwickeln (30 min) 3. Progressive Muskelrelaxation (PMR; 25 min) ▪ Teil III: Sitzungsabschluss (10 min)
Material
▪ Wassergläser und Karaffe ▪ Schlaf- oder Entspannungstee ▪ kleines Bildchen PMR-Erklärung (s. Onlinematerialien) + evtl. PMR-Audiodatei

Teil I: Sitzungsbeginn und ausführliche Wiederholung zum Thema Grübeln

1. Einstiegsübung

Zur Stärkung der Gruppenkohäsion und körperlichen Aktivierung bietet sich z. B. die Übung »Der zweibeinige Stuhl« an (s. Anhang).

2. Eingangsrunde mit Wiederholung und Nachbesprechung der Therapieaufgabe

Wie hat es geklappt, »den Stift nachts zur Seite zu legen«?
Was haben Sie dafür Neues ausprobiert? Was hat dabei geholfen? Was nicht?
Wie geht es weiterhin mit den regelmäßigen Bettzeiten und der Vermeidung des Tagschlafs?

Anmerkung: Da das Thema Grübeln häufig als besonders belastend erlebt wird, kann es nötig sein, diese Wiederholungsrunde ausführlicher zu gestalten, gezielt auf Schwierigkeiten in der Umsetzung einzugehen und ggf. weiterführende Empfehlungen anzuhängen.

Teil II: Rolle der Entspannung für den Schlaf

1. Einführung und Psychoedukation: Warum ist Entspannung wichtig? Die Wasserglas-Metapher

Alle Teilnehmenden erhalten ein leeres Glas, und es steht eine Wasserkaraffe zur Verfügung.

Wir können uns unser generelles Stress-/Anspannungslevel vorstellen wie ein Glas, das unterschiedlich hoch gefüllt ist. Je mehr Wasser im Glas ist, desto gestresster sind wir.

- *Wie voll ist Ihr Wasserglas gerade/aktuell? → Alle Teilnehmenden füllen ihr Glas so hoch mit Wasser, wie sie ihr aktuelles Stress-/Anspannungslevel wahrnehmen und kommentieren dies kurz*
- *Mit neuem Glas: Wie voll muss das Glas sein, damit man schlafen kann, was glauben Sie? Füllen Sie doch mal das Glas in ihren Händen so voll, wie sie denken, dass es für das Einschlafen gut ist.*

FAZIT 1
Stress und Anspannung verhindern guten Schlaf. Es ist nötig, das Stresslevel vor dem Einschlafen zu senken.

2. Entspannungsstrategien und Abendroutine entwickeln

Übertragung des Modells in den Alltag

Was machen Sie abends? Was haben Sie gestern Abend gemacht?
Lässt diese Aktivität Wasser in das Glas hineinlaufen oder lässt sie es herauslaufen?

Die Gruppenleitung schreibt die gesammelten Aktivitäten auf Karten. Die Gruppe entscheidet, ob die Aktivität entweder zu einem vollen Glas (= Symbol für stressig-induzierende Aktivität) oder zu einem leeren Glas (= Symbol für entspannungsfördernde Aktivität) gelegt wird.

Falls die Teilnehmenden wenige Ideen hatten, kann eine allgemeine Sammlung angestellt werden oder auch die Vorschläge »ehemaliger Teilnehmender« beispielhaft zunächst zur Einsortierung genutzt werden: z. B mit der Familie telefonieren, PC-Spiele spielen, Alkohol trinken, YouTube-Videos schauen, emotionale Serien schauen, Nachrichten (aus dem Heimatland) schauen/lesen, Hausaufgaben machen, für Prüfung lernen, lesen, Hörbücher hören, ...

Psychoedukation und gemeinsames Sammeln von Strategien

Der Abend muss so gestaltet werden, dass wir es uns möglichst leicht machen zu schlafen. Erinnern Sie sich an die 2. Sitzung, als ich Ihnen vom Körperrhythmus erzählt habe [→ Sitzung 2: Grafik noch einmal zeigen]. Am Abend ›fährt der Körper runter‹. Der Körper wird weniger aktiv. Der Körper und die Gedanken sollen sich auf das Schlafen und Entspannung einstellen. Wenn wir diese Prozesse unterstützen, helfen wir uns selbst einzuschlafen. Wir wollen jetzt gemeinsam überlegen, wie Sie eine gute Abendgestaltung schaffen.«

Beispiele für Entspannungsstrategien

Entspannungsstrategien
▪ Schlaf- oder Entspannungstee trinken (Vorsicht: Kein Schwarz- oder Grüntee!) ▪ Warm duschen/ein Bad nehmen ▪ Einen Spaziergang machen ▪ Eine (langweilige, entspannende) Geschichte/Podcast/Märchen hören oder lesen ▪ Eine Zeitschrift durchblättern, etwas einfaches lesen ▪ Entspannende Musik hören ▪ Beten/Koranverse anhören ▪ Wenig Licht – Vor dem Schlafen möglichst geringe Beleuchtung, wenig »weißes«, helles Licht. Entspannend ist gemütliches, warmes, gelbes Licht, Bildschirm gedimmt. ▪ Leichte Rechenübungen oder Sudoku lösen ▪ Zeichnen, Malen (z. B. Malen nach Zahlen, Mandalas)

3. Progressive Muskelrelaxation (PMR)

Die Entspannungsstrategien vor dem Zubettgehen können sehr individuell sein. Vielleicht sitzt Person A gern noch mit einem Freund bei einer Tasse Tee zusammen und erzählt vom Tag, während Person B lieber ein Gebet spricht und Person C lieber für sich allein bestimmte Musik hört. Es gibt aber auch Übungen, die sehr vielen Leuten helfen zu entspannen, sogenannte Entspannungsübungen. Es gibt Entspannungsübungen mit dem Atem, mit schönen inneren Bildern oder auch mit dem Körper. Jeder muss für sich herausfinden, welche dieser Entspannungsübungen ihm oder ihr am besten helfen. Wir machen heute gemeinsam eine Entspannungsübung für den Körper. Diese ist besonders bei Personen beliebt, die Stress sehr stark im Körper spüren, z. B. durch Verspannungen und Muskelschmerzen. Sie hilft aber auch anderen Personen. Man kann diese üben, und wenn man sie regelmäßig macht, dann läuft jedes Mal Wasser aus dem Glas, d. h. der eigene Stress wird weniger.

Kommentar: Entspannung und Fokussierung auf sich selbst kann u. U. für Traumatisierte zunächst als unangenehm erlebt werden. Zudem ist es wichtig, ein Gefühl der Kontrolle bei den Teilnehmenden entstehen zu lassen. Wir führen die Übung deshalb im Sitzen durch und sind sehr transparent und kleinschrittig bei der Erklärung:

Ich erkläre Ihnen kurz, was auf Sie zukommt, damit Sie sich darauf einstellen können. Wir machen gleich eine Übung, die etwas mehr als fünf Minuten dauert. Ich werde Sie anleiten, dass Sie nacheinander verschiedene Körperpartien fest anspannen, dann zehn Sekunden angespannt halten und dann wieder entspannen lassen. Das machen wir erst mit dem Kopf, der Schulter und dem Nackenbereich, dann mit den Armen, dann mit dem Bauch, dann den Beinen und schließlich noch einmal mit dem ganzen Körper. Ich werde jeden Schritt vormachen. Wichtig ist, dass Sie wirklich immer beim Anspannen mit ca. 80-prozentiger Kraft richtig anspannen. Und noch wichtiger ist, dass Sie sich dann voll auf die Entspannung konzentrieren und sich dafür Zeit lassen, damit die Entspannung wirken kann und sich die Anspannung vollständig in Entspannung auflöst.

Vorübung

Lassen Sie uns das kurz nur mit einer Faust ausprobieren, damit Sie verstehen, warum das funktioniert und wichtig ist. Spannen Sie gemeinsam mit mir einmal eine Faust fest an. Sie sehen, sofort werden die Knöchel weiß, die Muskeln sind angespannt, vielleicht sehen Sie die Faust sogar etwas zittern vor Spannung. [kurz wirken lassen] Und nun entspannen Sie die Hand wieder völlig, legen Sie sie ganz locker ab. Beobachten Sie, wie es einen Moment dauert, bis die Haut wieder rötlich wird und Blut hineingeflossen ist, die Muskeln lassen nach und nach alle Anspannung los. Oftmals ist die Hand danach entspannter, als sie es vorher war. Wie fühlt sich das für Sie an? Ist das ein angenehmes oder unangenehmes Gefühl?

Es sollte kurz exploriert werden, welche Erfahrungen die Teilnehmenden mit der körperlichen Anspannung machen und ob sie sich darauf einlassen können. Die Vorübung ermöglicht es denjenigen Teilnehmenden, dies zu äußern, die Körperwahrnehmungen aufgrund traumatischer Ereignisse vermeiden oder ein sehr schlechtes Körpergefühl aufgrund eines sehr hohen Erregungsniveaus haben. Sie werden gefragt, ob sie dennoch bereit sind, die Übung einmal mit der Gruppe gemeinsam auszuprobieren (Kontrolle übergeben). Notfalls könnten sie auch die betreffende Körperregion locker ausschütteln, anstatt sie anzuspannen.

Durchführung der Progressiven Muskelrelaxation

Den Text zur Übung finden Sie im Anhang, eine Skizze finden Sie in der folgenden Abbildung (→ Abb. 7).

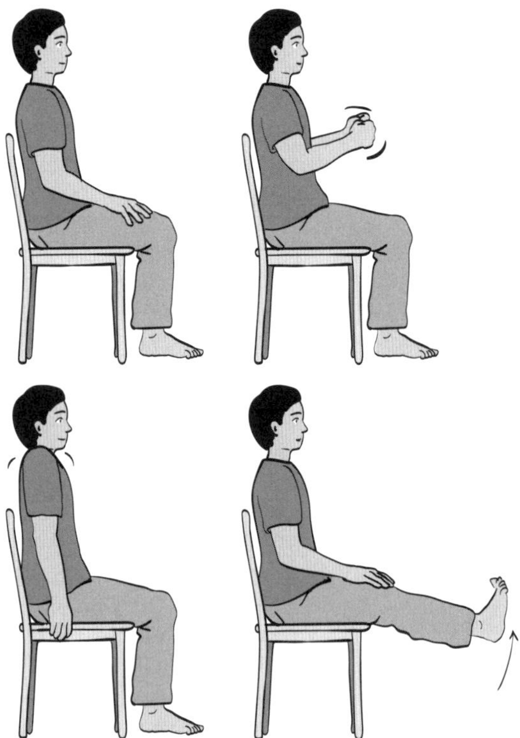

Abb. 7: Progressive Muskelrelaxation (aus: Koch & Liedl, 2019. Illustration: Michal Rössler)

Nachbesprechen der Übung

Wie war das für Sie? Wie fühlen Sie sich jetzt? Können Sie sich vorstellen, das diese Woche abends auszuprobieren?

Übertragung in den Alltag

Diese Übung, wie alle Entspannungsübungen, muss man etwas üben, damit sie gut wirkt. Am besten, Sie machen die Übung erstmal tagsüber in einem ruhigen Moment, bis es gut klappt.
Wenn sie dann gut klappt, können Sie die Übung in Ihre Abendroutine einbauen (aber nicht direkt vor dem Schlafen) oder sogar immer wieder in stressigen Momenten am Tag üben. Wenn Sie tagsüber weniger gestresst sind, sind Sie auch am Abend entspannter und können dann besser schlafen.

FAZIT 2
Man kann viel tun, um sich abends zu entspannen, z. B. Entspannungsübungen wie die PMR.

Teil III: Sitzungsabschluss

Zusammenfassung der Sitzung
»Was nehmen Sie aus der heutigen Sitzung mit?« 1. Stress und Anspannung verhindern guten Schlaf. Es ist nötig, das Stresslevel vor dem Einschlafen zu senken. 2. Man kann viel tun, um sich abends zu entspannen, z. B. Entspannungsübungen wie die PMR.
Therapieaufgabe
1. ***Abendroutine:*** *Machen Sie diese Woche ein Experiment, indem Sie jeden Abend eine halbe Stunde vor der Bettgehzeit bewusst etwas Entspannendes machen. Vermeiden Sie Gegenstände, Personen und Aktivitäten, die ihr Stresslevel abends steigen lassen (= Wasser in das Glas fließen lassen) und versuchen Sie stattdessen eine Woche lang, jeden Abend etwas zu tun, was Sie entspannt (= Wasser aus dem Glas fließen lässt).* 2. ***PMR:*** *Bitte üben Sie diese Woche mind. zweimal die PMR-Übung, entweder am Tag oder am Abend (evtl. als Abendroutine, siehe Therapieaufgabe 1).*

Items zum Mitgeben
▪ PMR-Bildchen (und evtl. Audiodatei) ▪ Tee: Entspannungs- oder Schlaftee für das Täschchen

Anmerkungen für die Gruppenleitung

Damit die Übertragung in den Alltag erleichtert wird, ist es sinnvoll, wenn die Teilnehmenden eine Audiodatei der PMR in ihrer Sprache auf dem Handy haben. Hier hat sich bewährt, entweder die PMR in der Stunde direkt mit den Handys der Teilnehmenden aufzunehmen oder Links zu verteilen, wo die PMR-Übung im Internet gefunden werden kann. Hilfreiche Adressen sind hier:

»Newcastle Hospitals Progressive Muscle Relaxation« auf YouTube suchen für Sprachversionen der PMR auf Englisch, Französisch, Farsi, Arabisch und Urdu. Englische Version unter: https://www.youtube.com/watch?v=912eRrbes2g

Techniker Krankenkasse: Entspannungsübungen auf Deutsch, https://www.tk.de/techniker/magazin/life-balance/aktiv-entspannen/download-anleitung-entspannung-2006922

Projekt Nawa des PSZ Düsseldorf: verschiedene Entspannungstechniken auf verschiedenen Sprachen, https://psz-duesseldorf.de/wir-fuer-sie/nawa/

Aktuelle Forschungsergebnisse zeigen, dass ein erhöhtes Anspannungsniveau (am Abend) mit dem Auftreten von (posttraumatischen) Albträumen zusammenhängt. Demnach ist eine Verbesserung der Entspannungsfähigkeit auch langfristig für eine Reduktion der Albträume förderlich (→ Kap. I.2.2). Auch dieser Aspekt kann als Info in die Sitzung einfließen, um die Motivation der Teilnehmenden bzgl. des Entspannungstrainings und dem Aufbau einer Abendroutine zu steigern.

Sitzung 6: Albträume I – Verstehen und Bewältigen

Ziele der Sitzung
▪ Verständnis für eigene Albträume entwickeln (Entpathologisierung, Zusammenhang mit Trauma) ▪ Strategien im Umgang mit Albträumen nach dem Erwachen kennenlernen
Ablauf
▪ Teil I: Sitzungsbeginn mit Wiederholung der PMR (15 min) ▪ Teil II: Albträume verstehen und bewältigen 1. Kultursensibler Einstieg zu Albträumen (15 min) 2. Psychoedukation I: Was sind (Alb-)Träume? (15 min) 3. Psychoedukation II: Wie lassen sich Albträume behandeln? (15 min) 4. Kurzfristige Bewältigungsstrategien nach einem Albtraum (20 min) ▪ Teil III: Sitzungsabschluss (10 min)
Material
▪ Traumfänger ▪ Schachtel mit zerknülltem Papier/Tüchern (dunklere und hellere) ▪ Skills zur Re-orientierung: Bild/Postkarte eines schönen/sicheren Ortes (z. B. aus dem Aufnahmeland), Leuchtsterne, Fußlicht-Lampe, geschmacksintensive Kaugummis (z. B. Center-Shock), Duftöl ▪ Großes weißes Tuch

Teil I: Sitzungsbeginn mit Wiederholung der PMR

1. Einstiegsübung: Wiederholung der PMR aus der Vorwoche

Durch eine erneute kurze Durchführung der PMR wird deren Anwendung konsolidiert. Es bietet sich die Gelegenheit, offene Fragen zu klären. Alternativ empfiehlt sich z. B. eine körperliche Stretching- und Abklopf-Übung, auf die im Verlauf der Sitzung bei Dissoziationsneigung zurückgegriffen werden kann (→ Anhang).

2. Eingangsrunde mit Wiederholung und Nachbesprechung der Therapieaufgabe, z. B.:

Wie gut ist es Ihnen gelungen, in der vergangenen Woche die Abende entspannend zu gestalten, d. h. stressige Tätigkeiten wegzulassen und stattdessen entspannende auszuprobieren? Was hat sich bewährt? Wo waren Schwierigkeiten?

Teil II: Albträume verstehen und bewältigen

1. Kultursensibler Einstieg zu Albträumen

Den Teilnehmenden wird der mitgebrachte Traumfänger gezeigt

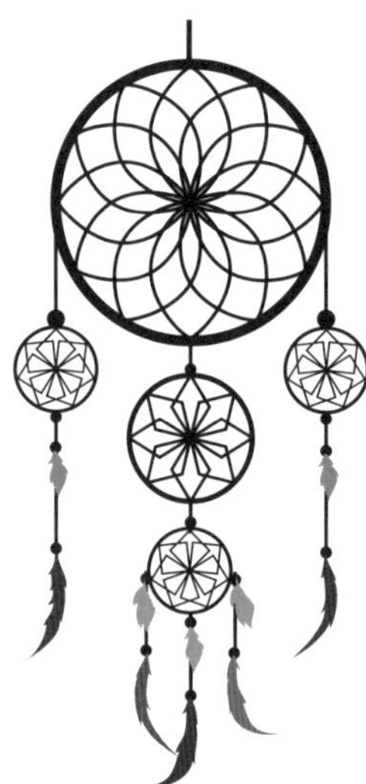

Haben Sie so etwas schon mal gesehen? Es ist eine uralte Tradition. Sie kommt aus Nordamerika. Dort gibt es Kulturen, die sogenannte »Traumfänger« über ihre Betten hängen, wenn sie schlecht träumen. Der Legende nach kommen gute Träume durch die Löcher, schlechte Träume bleiben jedoch im Netz hängen. So soll, dem Glauben dieser Menschen nach, dieser Traumfänger die Schlafenden vor schlechten Träumen schützen.

- *Wie werden Träume und v. a. Albträume in Ihrem Heimatland bzw. in Ihrer Familie erklärt? Welche Bedeutung haben sie? Gibt es Erzählungen/Mythen/Volksweisheiten dazu?*

- *Wie werden Albträume infolgedessen behandelt? Welche Ratschläge würden Eltern oder Großeltern dazu geben?*

Träume und Albträume sowie böse nächtliche Geister beschäftigen und belasten Menschen auf der ganzen Welt seit jeher. Es gibt sehr unterschiedliche Erklärungen dazu und so auch sehr unterschiedliche Ideen, was gegen Albträume helfen kann. In den letzten Jahrzehnten versuchen auch Wissenschaftler:innen auf der ganzen Welt, Träume mit verschiedenen Ansätzen genauer zu untersuchen und zu verstehen. Das ist nicht einfach, und nicht alle Fragen kann man schon beantworten. Wir wollen Ihnen heute eine mögliche Erklärung vorstellen, wie man Träume und Albträume aus wissenschaftlicher Sicht versteht. Sie ist sehr hilfreich, weil sie gleichzeitig Ideen für eine gute Behandlung gibt.

Anmerkung: Ziel ist es, über die verschiedenen Erklärungen ins Gespräch zu kommen und sie wertfrei nebeneinanderzustellen. Dieser Einstieg eröffnet die Möglichkeit, auch schambehaftete Erklärungsansätze einzubringen, z. B. ist der Glaube von Dämonen heimgesucht zu werden, teilweise stigmatisiert und wird häufig nicht spontan oder nur indirekt (z. B. ein Bekannter hätte dieses Problem) vorgebracht.

Übertragung des Themas auf die Teilnehmenden:

Wie ist das bei Ihnen? Sind (Alb-)Träume Teil Ihrer Schlafprobleme? Wer von Ihnen kennt das Problem, regelmäßig aus schrecklichen Träumen aufzuwachen? Handeln die Träume eher von Situationen, die Sie erlebt haben oder sind sie wirr und chaotisch? Haben Sie eine Erklärung für das, was Sie träumen?

Anmerkung: Je nachdem, wie hoch die Trauma-Belastung (Dissoziationsneigung, Intrusionen etc.) der Teilnehmenden in der jeweiligen Gruppe ist, kann hier ein eher protektives oder eher normalisierendes Vorgehen gewählt werden. Tendenziell sollte eher normalisiert werden, um nicht eine noch höhere Angst- und Vermeidungsschwelle aufzubauen. Gleichzeitig trägt die Gruppenleitung die Verantwortung für das Wohlergehen aller Teilnehmenden der Gruppe. Bei einer instabilen Gruppe kann es hilfreich sein, an dieser Stelle den Rahmen für die Sitzung zu klären und deutlich darum zu bitten, keine Details zu nennen bzw. vorwegzunehmen, dass die Leitung Erzählungen von Trauminhalten unterbrechen muss. Es soll dabei weder Angst entstehen, vor der Gruppe Trauminhalte zu berichten, noch davor, starke Belastung und innere Bilder anderer (er-)tragen zu müssen.

2. Psychoedukation I: Was sind (Alb-)Träume?

Koffer-Metapher[6]

Wie bereits angekündigt, kommen wir jetzt zu einer wichtigen Frage, wenn man Albträume verstehen und auch behandeln möchte: Warum träumen wir eigentlich? Sie haben schon einige Erklärungen genannt. [Falls nicht, kurz nach Ideen fragen.]

Die Gruppenleitung nimmt eine leere Schachtel oder einen kleinen Koffer und einen Haufen Tücher zur Hand und beginnt mit der Erklärung zu Träumen allgemein:

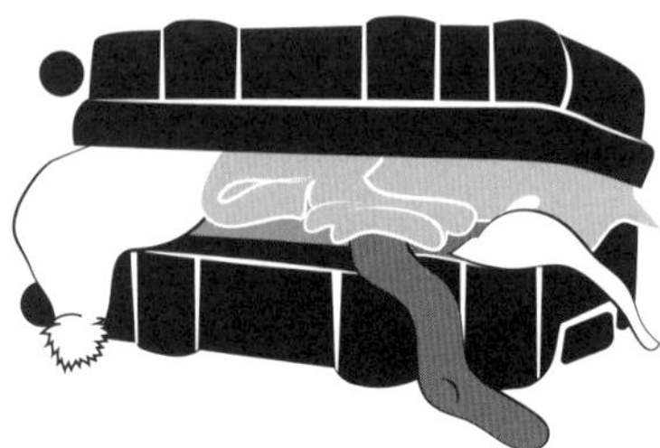

Wissenschaftler:innen erklären Träume und Albträume so: Der Kopf verarbeitet nachts, was wir tagsüber erleben, was uns beschäftigt und welche Gefühle wir haben. Jedes Erlebnis ist wie eines dieser Tücher [eines zur Hand nehmen] und wird im Kopf verarbeitet [in die Schachtel legen]. Wir erleben viele verschiedene Aspekte am Tag: was wir sehen, hören, fühlen, Gedanken, Gespräche, Gefühle [für jedes ein Tuch hineingeben, bis die Schachtel voll ist]. Wenn wir schlafen, werden all diese Aspekte verarbeitet. Das heißt, das Gehirn »schaut sie noch einmal durch« [eines nach dem anderen herausnehmen, betrachten, zusammenlegen] und speichert sie dann als Erinnerungen ab [sortiert einpacken, zusammengelegt brauchen die Tücher sichtlich weniger Platz und füllen die Schachtel nicht mehr vollständig aus]. Wir träumen dann von vielen verschiedenen Sachen, die uns beschäftigen. Das geht im Traum meist wild durcheinander, und wie es genau funktioniert, haben Forscher auch noch nicht ganz verstanden. Was man aber merkt, ist: Je intensiver die Gefühle am Tag, desto intensiver die Träume. Und häufig ist es so: Je mehr Stress und Belastung wir am Tag haben, desto unruhiger und unangenehmer die Träume: Es gibt mehr zu verarbeiten.

6 Für theoretische Hintergrundinfos → Kap. I.2.1.4 zu Funktionen von Schlaf

Überleitung zu posttraumatischen Albträumen:

Es gibt aber auch schreckliche Erlebnisse, die unser Leben oder das anderer Menschen bedrohen [dunkles Tuch zur Hand nehmen, das deutlich größer ist als die übrigen oder viele dunkle Einzeltücher]. Die Bilder, Geräusche, Gedanken und v. a. Gefühle in diesen Situationen sind so stark und schrecklich, dass es zu viel ist für den Kopf [dunkles Tuch in die schon volle Schachtel stopfen, so dass sie überquillt]. Diese Erlebnisse können nicht richtig verarbeitet oder gespeichert werden [Schachtel lässt sich nicht gut schließen, Tuchenden schauen raus]. Stattdessen kommen diese immer wieder als ungewollte Erinnerungen heraus [Tuch kommt beim Einlegen eines neuen hellen Tuchs aus Schachtel, weil kein Platz mehr ist]. Das passiert schon manchmal am Tag, obwohl Sie versuchen, die Schachtel verschlossen zu halten. Aber v. a. passiert es nachts, wenn Sie schlafen. Denn im Schlaf haben Sie noch weniger Kontrolle über Ihre Gedanken. Fast alle Menschen, die ein Trauma, also eine schreckliche/lebensgefährliche Situation, erlebt haben, erleben Albträume in den ersten Wochen und Monaten danach (akut). Bei manchen gehen sie von allein weg, bei manchen bleiben sie bestehen und wiederholen sich immer wieder. Wir erklären das so: Der Kopf schafft es nicht, den enormen Stress einer Situation endgültig zu verarbeiten. Es war einfach zu viel, und diese Erinnerungen bleiben unvollständig verarbeitet bzw. unaufgeräumt im Kopf. Können Sie das nachvollziehen? Macht diese Erklärung für Sie Sinn?

FAZIT 1

Ich bin mit dem Problem der Albträume nicht allein, und es ist normal, nach schrecklichen Erlebnissen Albträume zu haben.

3. Psychoedukation II: Wie lassen sich Albträume behandeln?

Ausgehend von dieser Erklärung, kommt Ihnen schon eine Idee, wie man Albträume behandeln könnte? Wie könnte man das Tücherchaos in der Schachtel lösen? Es gibt nun zwei Möglichkeiten, mit dieser Situation umzugehen. Eine Möglichkeit hilft kurzfristig und eine andere langfristig.

Erklärung zu kurzfristigen Bewältigungsstrategien:

Die kurzfristige Lösung ist: Man kann Techniken lernen, die helfen, die Tücher schnell wieder in die Schachtel zurückzustopfen, dass man sie wieder schließen kann. Das heißt, Strategien, die helfen, schnell wieder die Kontrolle über seine Gefühle, Gedanken und seinen Körper zu bekommen [herausquillende Tücher zurückstopfen und Schachtel schließen]. Diese Techniken sind wichtig in der Nacht, wenn man aus einem Albtraum aufgewacht ist, damit man überhaupt wieder schlafen kann. Wenn Sie wissen, was nach einem Albtraum zu tun ist, um wieder ruhiger zu werden, kann das die Albträume schon deutlich weniger belastend machen.

Ausblick auf Behandlungsmöglichkeiten zur langfristigen Bewältigung durch Imagery Rescripting and Rehearsal Therapy (IRRT; s. (→Kap. I.5.2):

Damit die Albträume allerdings nicht mehr kommen, muss man etwas mehr tun. Man muss dem Kopf helfen, das belastende Erlebnis oder den großen Stress, den Sie erlebt haben, zu verarbeiten. Das geht nicht, wenn man mit aller Kraft versucht, das Erlebte zu vergessen [vergeblich versuchen, mit Kraft die überquellende Schachtel zu schließen, obwohl weiter seitlich Tuchenden raushängen]. Stattdessen hilft es, darüber in einer speziellen Einzeltherapie zu sprechen. Dort lernt man, es Stück für Stück so zu erzählen und zu verarbeiten, dass es irgendwann nicht mehr wiederkommen muss. Das ist, als ob man jedes Teil herausnimmt, genau anschaut, zusammenlegt und gut verstaut wieder einräumt, damit es einen guten Platz in der Erinnerung finden kann [veranschaulichen mit dem dunklen Tuch]. Leider können wir das nicht in der Gruppe machen. Dazu müssten Sie alle Ihre schrecklichen Erlebnisse erzählen. Das wäre zu schwer und belastend in einer Gruppe. Deshalb machen wir das hier nicht. Für viele ist es außerdem auch sehr belastend, denn diese Behandlung beinhaltet, dass sie alles, was Sie gern vergessen würden, noch einmal erzählen müssen. Deshalb ist es wichtig, dass eine Therapeut:in Sie dabei unterstützt und Ihnen zeigt, wie Sie das gut schaffen können. Leider ist es oft schwer, eine Therapeut:in für diese Einzeltherapie zu finden. Aber es ist uns wichtig, dass Sie wissen: Man kann etwas tun, damit die Albträume tatsächlich weniger werden. Bis dahin ist es wichtig, dass Sie kurzfristig gut mit Ihren Albträumen umgehen können. Darum kümmern wir uns in dieser Gruppe.

Optional kann eine kurze körperliche Auflockerungsübung gemacht werden, falls sich in der Gruppe Müdigkeit und Konzentrationsschwierigkeiten oder der Verdacht auf dissoziatives Erleben zeigen.

4. Kurzfristige Bewältigungsstrategien nach einem Albtraum

Was spüren Sie, direkt nachdem Sie aus einem Albtraum aufwachen?
Wie geht es Ihnen in diesem Moment?

Mit den Teilnehmenden werden körperliche Symptome gesammelt (z. B. Schwitzen, Herzklopfen, Anspannung, Zittern, Atemnot, Kloß im Hals, Kopfschmerzen ...).

Wir merken, unser Körper reagiert stark auf einen Albtraum. Warum ist das so? Für unser Gehirn/unseren Kopf wirken Bilder, die wir im Traum sehen, genauso real, wie Bilder, die wir in der Realität sehen. Unser Kopf kann das im Schlaf nicht unterscheiden. Der Körper reagiert als bestünde tatsächlich Gefahr – und das, obwohl wir einfach nur in unserem Bett liegen und eigentlich in Sicherheit sind. Was könnte demnach helfen, wenn wir aus einem Albtraum aufwachen? Das erste Ziel ist es, so gut wie möglich »wach« zu werden. Nur so haben unser Kopf und Körper die Chance zu erkennen: »Es war nur ein Traum! Ich bin in Sicherheit!«

Fazit 2
Erstes Ziel nach einem Albtraum ist es, vollständig wach zu werden!

Sie brauchen also etwas, was Ihnen hilft, schnell wach zu werden und zu wissen, wo Sie sind. Was kann das für Sie persönlich sein?

Die Gruppenleitung notiert oder skizziert die gesammelten Ideen auf Moderationskarten und legt diese (oder einen entsprechenden Gegenstand, z. B. Duftöl) in die Mitte des Stuhlkreises. Die Ideen aus der Gruppe werden mit Items aus dem Schlaftäschchen ergänzt (z. B. durch Leuchtsterne). Im Anschluss ist es wichtig, gemeinsam Möglichkeiten der Übertragung in den Alltag der Teilnehmenden zu besprechen.

Wie kann es gelingen, diese Strategie bei Ihnen (in der Unterkunft/im Beisein Ihrer Mitbewohner:innen) realistisch umzusetzen? Welche davon könnte für Sie passen?

»Erste Hilfe«[7] nach einem Albtraum
Ziel: Aufwachen und Orientieren

1. »Stopping« – Unterbrechen des Albtraums:
   - »Stopp!« sagen oder: »Ich bin in [aktueller Aufenthaltsort]! Ich bin in Sicherheit! Das war nur ein Traum!«
   - Klatschen oder Stampfen
   - Geschmacksreiz setzen, z. B. durch scharfe oder saure Kaugummis oder Lutschbonbons
   - Geruchsreiz setzen, z. B. durch (mentholhaltige) Duftöle oder Balsam unter der Nase
2. »Breathing« – Durchatmen
3. »Grounding« – Re-Orientieren:
   - Licht anschalten
   - Leuchtsterne neben dem Bett im unmittelbaren Sichtfeld platzieren
   - Position verändern: aufsetzen, aufstehen, Raum verlassen, etc.

---

7 In Anlehnung an die »Seven Strategies« des Imagery Rescripting and Rehearsal Therapy Manuals (Poschmann & Competence Center for Transcultural Psychiatry, 2017), → Kap. I.5.2)

- Abklopfen, Füße am Boden spüren
- Fokus auf direkte Umgebung (evtl. 5-4-3-2-1-Übung/»Alles-was-Blau-ist«-Übung)
- Etwas trinken
- Gesicht waschen/duschen (evtl. mit kaltem Wasser)
- Postkarte (evtl. von der aktuellen Wohnumgebung) neben dem Bett platzieren/sich bewusst machen
- Sicherheit spendenden (kulturell und individuell passenden) Gegenstand in Reichweite platzieren, z. B. Foto einer Bezugsperson, Glücksbringer, Talisman mit Koran-Vers, Kuscheltier etc. (nach → Sitzung 7 kann auch der Edelstein aus der Gruppe hierfür dienen)

4. Die schrecklichen Bilder bewusst abschließen:
   - Sich sagen: »Ok, das war ein Albtraum. Jetzt ist er vorbei. Ich habe jetzt wieder andere Bilder im Kopf.«
   - Sich z. B. umdrehen mit dem Kopf ans Fußende des Bettes, auf den Boden legen oder die Decke drehen, um bewusst einen Bruch zu erreichen
   - Die Albtraumbilder in Stichpunkten aufschreiben (unter der Voraussetzung, dass der/die Teilnehmende sich ausreichend distanzieren kann, bzw. nicht zu Dissoziation neigt)

Anmerkung: Falls noch Zeit ist (bzw. im Einzelsetting), können die gesammelten Ideen beispielhaft für eine Person aus der Gruppe in eine hilfreiche Reihenfolge gebracht werden, um für die Teilnehmenden eine individualisierbare Skills-Kette erkennbar zu machen. Um die Sitzung aktiver zu gestalten, können einzelne Aspekte erfahrungsbasiert im Gedächtnis verankert werden, z. B., indem die Teilnehmenden gemeinsam laut »Stopp!« sagen, dabei aufstampfen, aufstehen, sich einen Platz weiter setzen etc. und danach gemeinsam in der Gruppe reflektieren, wie sich diese »Unterbrechung« der Sitzung anfühlt.

Das sind alles hilfreiche Ideen, aber jeder Mensch ist anders. Es ist wichtig, dass Sie Verschiedenes ausprobieren, um herauszufinden, was für Sie persönlich am hilfreichsten ist. Außerdem hilft nichts davon beim ersten Mal perfekt. Wir wissen, dass die Angst und Körperreaktionen nach einem Albtraum sehr stark sein können. Manche Techniken brauchen viel Übung, damit sie helfen. Probieren Sie die Sachen mindestens drei- bis viermal, bevor Sie entscheiden, ob es hilft oder nicht.

FAZIT 3

Es gibt Strategien, die mir dabei helfen können: Stopping, Breathing, Grounding.)

Teil III: Sitzungsabschluss

Zusammenfassung der Sitzung

»Was nehmen Sie aus der heutigen Sitzung mit?«

1. Ich bin mit dem Problem der Albträume nicht allein, und es ist normal, nach schrecklichen Erlebnissen Albträume zu haben.
2. Erstes Ziel nach einem Albtraum ist es, vollständig wach zu werden!
3. Es gibt Strategien, die mir dabei helfen können: Stopping, Breathing, Grounding.

Therapieaufgabe

Alle Teilnehmenden suchen sich eine der Strategien aus der Mitte des Kreises aus, die sie in der kommenden Woche ausprobieren wollen, falls ein Albtraum auftritt.

> *Angesichts einer solch starken Stresssituation nachts können wir meist nicht klar denken. Dann ist es nicht einfach, an etwas Neues zu denken. Legen Sie sich alles, was Sie dafür brauchen, schon abends neben das Bett oder in Ihr Schlaftäschchen unters Kopfkissen.*

Zusätzlich kann an die Übungen aus den vorausgehenden Sitzungen erinnert werden, denn auch sie helfen einerseits, die Wahrscheinlichkeit für das Auftreten von Albträumen zu verringern (Regelmäßigkeit, Weglassen des Tagschlafs, PMR), und andererseits, mit der Wachzeit nach Albträumen umzugehen (»Weglegen« der Gedanken).

Items zum Mitgeben

- Leuchtsterne
- evtl. Postkarte vom aktuellen Aufenthaltsort
- Saure Kaugummis

Abschlussübung »Ausschütteln innerer Bilder«

Es wird ein großes weißes Tuch in der Mitte platziert.

> *Wir haben heute sehr viel über schreckliche innere Bilder gesprochen. Das ist ein schweres Thema. Wir wollen aber, dass Sie mit guten Gedanken und leichtem Herzen nach Hause gehen. Deshalb bringen wir unsere Aufmerksamkeit jetzt wie am Anfang wieder zum Körper zurück und schütteln danach alle schlechten Gedanken und Bilder hier auf dieses Tuch, damit sie hierbleiben.*

Es wird der ganze Körper ausgeschüttelt, abgeklopft und alles auf das Tuch in die Mitte geschüttelt, die Gruppenleitung packt dieses Tuch zusammen und räumt es in einer Ecke des Raumes weg. Damit wird ein physischer Reiz gesetzt, der das Thema abschließt.

Anmerkungen für die Gruppenleitung

Es ist wichtig, bei den Sitzungen zu Albträumen genug Zeit einzuplanen, um die Stunde gut zu beenden, damit auch stark belastete Teilnehmende stabil nach Hause gehen.

Es kann schwierig sein, Teilnehmende zu unterbrechen, wenn sie beginnen, über Albtrauminhalte und in diesem Zusammenhang über traumatische Erlebnisse zu berichten. Insbesondere durch die Sprachmittlung erfährt die Gruppenleitung erst zeitversetzt, wovon Teilnehmende berichten. Hier gilt es, die Reaktionen der übrigen Gruppenmitglieder gut zu beobachten und bei Anzeichen von ansteigender Anspannung in der Gruppe ggf. wertschätzend zu unterbrechen, z. B.:

> *Vielen Dank, dass Sie so offen hier in der Gruppe über diese belastenden Bilder berichten. Wir danken Ihnen sehr für Ihren Mut und Ihr Vertrauen! Ich unterbreche Sie dennoch an dieser Stelle für heute. Es interessiert uns, was Sie erleben mussten, und gleichzeitig ist es uns als Gruppenleitung wichtig, auf Sie alle hier in der Gruppe gut zu achten. In einer Gruppe, in der viele Menschen schreckliche Bilder im Kopf haben, müssen wir aufpassen, dass sie nicht mit noch mehr schrecklichen Bildern nach Hause gehen. Deshalb lassen wir es erstmal so stehen. Ist das für Sie in Ordnung?*

Es kann vorkommen, dass Teilnehmende von »schlechten Träumen« ohne Erwachen und Angstreaktion berichten, im Gegensatz zu Albträumen (→Kap. I.2.2.2 Definition). Solche Träume können z. B. von der Trennung von Angehörigen handeln und mit Gefühlen der Einsamkeit, mit Heimweh und Traurigkeit einhergehen. Auch diese Gefühle sollten entsprechend validiert werden, idealerweise unter Einbezug der Gruppenmitglieder, die derartige Gefühle meist ebenfalls kennen. Das führt dazu, dass sich die Person, die sich vor der Gruppe öffnet, verstanden fühlt und sieht, dass sie damit nicht allein ist. Darüber hinaus kann auf →Sitzung 7 und →Sitzung 8 verwiesen werden, die Strategien zum Umgang mit starken Gefühlen in der Nacht aufgreifen.

Albträume und weitere Parasomnien unterliegen zum Teil kulturell/kontextuell geprägten Erklärungsmodellen (→Kap. I.3, insbesondere 3.2 für entsprechende Handlungsempfehlungen).

Um die Inhalte auf das Wesentliche zu beschränken, wurde im Programm STARS auf eine Psychoedukation zu Schlafphasen verzichtet. Bei einer interessierten Gruppe oder im Einzelsetting kann es u. U. sinnvoll sein, hierauf näher einzugehen. Ein Verständnis der Besonderheiten während des REM-Schlafs könnte helfen, spezielle Phänomene wie z. B. Schlafparalyse für Betroffene verständlich zu machen.

Sitzung 7: Albträume II – Angst in der Nacht

Ziele der Sitzung
▪ Verständnis für eigene Angst (bzw. starke Gefühle) in der Nacht ▪ Abbau dysfunktionaler Handlungsstrategien (Angst vor dem Schlafen) ▪ Aufbau funktionaler Handlungsstrategien (bewusstes Abschließen und Hinwenden zu angenehmen Aktivitäten)
Ablauf
▪ Teil I: Sitzungsbeginn mit Evaluation der Maßnahmen nach einem Alptraum (10 min) ▪ Teil II: Strategien im Umgang mit Angst in der Nacht 1. Psychoedukation zu Angst (bzw. starken Gefühlen) in der Nacht (20 min) 2. Optional: Dysfunktionale Verhaltensweisen bei Angst (nach einem Albtraum bzw. vor dem Schlafen) (10 min) 3. Hilfreiche Strategien im Umgang mit Angst in der Nacht 4. Entgegengesetztes Handeln und Stimuluskontrolle (15 min) 5. Die Angst körperlich abschwächen mittels Atemübung (25 min) ▪ Teil III: Sitzungsabschluss (10 min)
Material
▪ Bildchen mit Atemübung zum Mitgeben (s. Onlinematerialien) ▪ Mandalas, Sudokus, etc. als Beispiele für alternative Tätigkeiten

Teil I: Sitzungsbeginn mit Evaluation der Maßnahmen nach einem Alptraum

1. Einstiegsübung

Empfehlung: Übung mit Fokus auf Aktivierung und Gruppenkohäsion angesichts des sensiblen Themas, z. B. »Wort-Assoziationsketten« (s. Anhang).

2. Eingangsrunde mit Wiederholung und Nachbesprechung der Therapieaufgabe

Hatten Sie seit dem letzten Termin einen Albtraum? Welche Strategien nach dem Aufwachen haben Sie ausprobiert? Wie gut ist es gelungen, schnell aus dem Albtraum aufzuwachen und sich zu orientieren? Wo waren Schwierigkeiten?

Teil II: Strategien im Umgang mit Angst in der Nacht

1. Psychoedukation zu Angst (bzw. starken Gefühlen) in der Nacht

Meist wird in den Erfahrungsberichten von Schwierigkeiten v. a. im weiteren Verlauf der Wachphase berichtet, die über die Reorientierungs-Strategien der → 6. Sitzung hinausgehen. Vielen Betroffenen fällt es schwer, sich wieder ausreichend zu beruhigen. Nach Albträumen bleiben starke Gefühle, wie z. B. Angst, bestehen. Angst verhindert eine Rückkehr in den Schlaf, oder Betroffene schlafen wieder ein, nur um nach kürzester Zeit aus dem nächsten Albtraum zu erwachen. Manche vermeiden es sogar, wieder einzuschlafen, und es entwickelt sich eine Angst vor dem Schlafen (→ Kap. I.2.2.3).

Anmerkung: Auch andere Gefühle sind nach (Alb-)Träumen möglich, wie z. B. Ekel oder Scham im Zusammenhang mit sexueller Gewalt oder auch Trauer, Schuldgefühle und Einsamkeit bei Trennung oder Verlust von Angehörigen (im Traum). Um die Sitzung an dieser Stelle nicht zu überfrachten, beschränken wir die Inhalte vorrangig auf den Umgang mit Angst. (Für Anregungen im Umgang mit anderen Emotionen siehe »Anmerkungen für die Gruppenleitung« am Ende dieser Sitzung.)

Gemeinsamer Austausch über starke Angst (bzw. Gefühle) in der Nacht (oder Aufgreifen dessen, was Teilnehmende in der heutigen oder vorausgehenden Einheit hierzu bereits eingebracht haben):

Wie geht es Ihnen in der Zeit, nachdem Sie aus einem Albtraum aufgewacht sind? Nachdem Sie sich richtig aufgeweckt haben und Ihnen auch klar ist, dass es nur ein Traum war? Welche Gefühle haben Sie? Wie reagiert Ihr Körper dadurch? Was tun Sie?

Psychoedukation zur Entstehung und Einordnung starker Gefühle in der Nacht:

Viele berichten uns, dass Sie nachts oft starke Gefühle haben. Nach einem Albtraum ist dies häufig starke Angst. Aber auch Gefühle wie Traurigkeit oder Einsamkeit sind nachts oft besonders intensiv. Das liegt (wie in der Sitzung mit Grübeln und Sorgen bereits erklärt wurde) daran, dass wir nachts körperliche Prozesse haben, die uns nicht aktivieren, sondern im Gegenteil eher passiv machen. Das hilft uns normalerweise beim Schlafen, aber wenn man wach liegt, führt es dazu, dass wir schlecht mit starken Gefühlen umgehen können und uns noch hilfloser mit ihnen fühlen. Außerdem haben wir weniger Ablenkung. Auch das lässt die Gefühle noch stärker erscheinen. Erinnern Sie sich?

Psychoedukation zur Funktion der Angst:

Solch starke Gefühle beeinflussen unseren Körper. Angst führt dazu, dass wir angespannt, wach und reaktionsbereit sind. In welchen Situationen könnte das gut sein? Hat Ihnen Ihre Angst in Ihrem Leben schon einmal geholfen?

Psychoedukation zu Angst in ungefährlichen Situationen:

Angst zu haben kann unser Überleben sichern. Sie sorgt dafür, dass wir in gefährlichen Situationen schnell reagieren können, z. B. weglaufen, uns verstecken oder uns verteidigen. Viele von Ihnen mussten in Ihrem Leben bereits gefährliche Situationen durchstehen. Manche berichten uns, dass ihnen die Angst in diesen Situationen vielleicht wie eine »Freundin« (oder ein großer Bruder) das Leben gerettet hat. In gefährlichen Situationen kann es hilfreich sein, Angst zu haben. Wie ist es aber nachts nach einem Albtraum, wenn Sie in ihrem Bett liegen? Ist da wirklich Gefahr?
In der Regel nicht. Die Angst kommt aufgrund von Bildern im Kopf. Wenn man schreckliche Erfahrungen machen musste, wurde häufig die Angst zu einem vertrauten Begleiter, der viel gebraucht wurde. Es kann sein, dass die Angst dann manchmal »überreagiert« und auch in Situationen, die nicht gefährlich sind, sehr stark auftritt. Dieser »Freund« will dabei »nur das Beste« (Ihr Überleben) und hat verlernt, zu unterscheiden, was wirkliche Gefahr ist und was nicht.

FAZIT 1

Belastende Gefühle erscheinen in der Nacht (und nach traumatischen Ereignissen) stärker als am Tag. Das ist ganz normal und sehr verständlich.

Anmerkung: Manche Teilnehmende schämen sich für ihre Angst oder dafür, dass es nötig ist, sich zu beruhigen wie ein kleines Kind. Hier kann es hilfreich sein, zu erwähnen, dass nachts der große Vorteil besteht, dass man nicht »das Gesicht wahren« muss. In der Regel bekommen andere Personen diesen Zustand kaum mit. Wenn man auch am Tag stark sein mag, so sind Gefühle nachts stärker. Es ist ok, Angst zu haben und sich Schutz oder Trost zu wünschen wie ein Kind.

2. Optional: Dysfunktionale Verhaltensweisen bei Angst (nach einem Albtraum bzw. vor dem Schlafen)

Angst vor dem Schlafen betrifft häufig nur einen Teil der Gruppe. Deshalb empfehlen wir, diesen Teil nur dann auszuführen, wenn diese Angst auch wirklich die Gruppe betrifft.

Psychoedukation und Austausch in der Gruppe:

Die Angst gibt uns »Ratschläge«, was wir tun sollen, um der gefährlichen Situation zu entkommen. In der Nacht bei Angst nach einem Albtraum können das aber auch Verhaltensweisen sein, die Ihrem Schlaf (auch langfristig) schaden können. Kennen Sie das? Tun Sie manchmal Dinge aus Angst, die unter Umständen schlecht für Ihren Schlaf sind? Manche berichten uns z. B., dass die Angst dazu führt, dass sie lieber gar nicht mehr schlafen wollen, um nicht in den Albtraum zurückzukehren, oder auch abends lieber lange wach bleiben und sich so verhalten, dass das Einschlafen schwierig wird, z. B. viele Energydrinks trinken, lieber am Tag schlafen, lieber keine Schlafmittel nehmen, die betäuben, oder immer nur mit voller Beleuchtung oder mit einer vertrauten Person im Zimmer schlafen.

Kurzer Austausch:

Wenn die Angst dazu führt, dass Sie das Schlafen an sich für gefährlich halten und lieber nicht mehr schlafen wollen, dann nennen wir das »Angst vor dem Schlafen«. Dann führt eine Angst zu einer anderen Angst und man fühlt sich mit dem Schlafen gar nicht mehr sicher. Das ist für den Schlaf natürlich ein großes Problem.

FAZIT 2

Angst führt manchmal dazu, dass man etwas tut, was dem Schlaf schadet. Lassen Sie sich nicht auf »falsche Ratschläge« Ihrer Angst ein!

Anmerkung: Hiermit ist nicht gemeint, dass Betroffene nur noch im Dunkeln und allein schlafen sollten. Sicherheitsspendende Strategien, wie z. B. sanfte Nachtlichter, sind vorübergehend sinnvoll und im Sinne der Reorientierung u. U. notwendig. Betroffene werden hier vorerst nur darauf hingewiesen, ihre Strategien hin und wieder zu hinterfragen und sich langfristig darauf einzulassen, der Sicherheit während des Schlafens wieder vertrauen zu lernen.

3. Hilfreiche Strategien im Umgang mit Angst in der Nacht

Überleitung zu und Austausch über (bisherige) Lösungsversuche:

Angst ist ein (überlebens-)wichtiges Gefühl. In der Nacht in einem sicheren Bett nach einem Albtraum kann sie ihre nützliche Funktion aber nicht erfüllen. Im Gegenteil: Sie führt zu Anspannung und macht wach. Dadurch hindert sie am Schlafen. Stimmen Sie zu? Was kann man tun, um sich zu beruhigen und die Angst abzuschwächen? Haben Sie bereits Ideen oder Erfahrungen?

Entgegengesetztes Handeln und Stimuluskontrolle:

Sie könnten z. B. genau das Gegenteil von dem machen, was Ihnen die Angst rät, z. B. wenn Sie den Impuls haben, sich unter der Decke zu verstecken und gar nicht mehr zu bewegen, schlagen Sie stattdessen die Decke zur Seite, stehen auf und beschäftigen sich bewusst mit etwas anderem. Wir nennen das Entgegengesetztes Handeln.

Wichtig für den Schlaf ist, dass Sie, solange die Angst stark ist und Sie wachhält, nicht im Bett liegen bleiben. Stehen Sie auf, setzen Sie sich auf oder drehen sich zumindest anders herum. Für den Schlaf ist es wichtig, dass man das Bett nur zum Schlafen nutzt. Die Angst hat dort nichts zu suchen. Kehren Sie erst ins Bett (oder Ihre übliche Schlafposition) zurück, wenn Sie müde und ruhig genug sind, um einzuschlafen (vgl. Stimuluskontrolle).

Am besten ist es, wenn Sie für solche Situationen bereits einige Tätigkeiten wissen, die für Sie persönlich beruhigend wirken und die Angst abschwächen. Welche Tätigkeiten könnten das sein? Was können Sie bei sich nachts gut machen? Das kann für jede:n von Ihnen unterschiedlich sein. Die Tätigkeit muss gut zu Ihnen passen.

Ideen für Handlungsstrategien im Umgang mit Angst nach einem Albtraum (→ Sitzung 4 und 5)

- Hörbuch hören (nichts Aufwühlendes, z. B. YouTube: »Märchen für Kinder«)
- Mit Mitbewohner oder Freund sprechen/ telefonieren
- Beten
- Geschicklichkeitsspiel auf dem Handy spielen (z. B. Tetris, CandyCrush …)
- Eine kleine Runde spazieren gehen
- Rechenübungen machen, Sudoku lösen
- Zeichnen, Malen (z. B. Malen nach Zahlen, Mandalas)
- Nähen, Stricken, Handarbeit, Basteln
- Sprache lernen
- PMR (wiederholen)

FAZIT 3

Das Bett ist nur zum Schlafen da. Verlassen Sie das Bett, bis die Angst nachlässt! Schließen Sie den Albtraum und die Angst bewusst ab und wenden Sie sich stattdessen einer für Sie beruhigenden Tätigkeit zu!

Die Angst körperlich abschwächen mittels Atemübung:

Wir wollen heute nun noch eine weitere kurze Übung machen, die bei Angst sehr hilfreich ist. Sie hilft unseren Körper zu entspannen. Lassen Sie uns noch einmal kurz wiederholen: Was verändert sich körperlich, wenn Sie Angst haben? (Muskeln spannen sich an, Atem geht schneller, Herz schlägt schneller, Kloß im Hals etc.) Achten Sie doch kurz auf Ihre Atmung in diesem Moment! Legen Sie hierfür eine Hand auf Ihre Brust und eine auf Ihren Bauch. So können Sie den Atem besser spüren. Können Sie Ihre eigene Atmung wahrnehmen? Geht Ihr Atem gerade eher langsam oder schnell? Welche Hand hebt und senkt sich (die auf der Brust oder auf dem Bauch)? Wie fühlt sich das an?

Atmung bei Stress, Anspannung und Angst:

Wie wäre Ihr Atem im Vergleich dazu, wenn Sie gerade Angst hätten? Er wäre schneller, flacher, wir atmen viel ein und vielleicht mehr in den Brustraum. Probieren Sie das bitte einen Moment lang aus. Atmen Sie, als ob Sie gerade Angst hätten, also schnell und flach. Merken Sie einen Unterschied? Wie fühlt sich das an? Wie geht es Ihnen, wenn Sie das tun?

Vermittlung von Kontrolle über den Atem:

Sie haben gerade eine geniale Eigenschaft des Atems genutzt. Obwohl wir normalerweise völlig automatisch atmen, können wir unseren Atem auch bewusst steuern und verändern. Eine bewusste Veränderung der Atmung kann direkt unseren Körper und unser Wohlbefinden beeinflussen. Haben Sie das bei sich gemerkt?

Erarbeitung und fließende Überleitung in eine entspannende, tiefe Bauchatmung:

Wie müssen wir folglich unseren Atem steuern, damit wir ruhig und entspannt werden? Wie ist der Atem, wenn er ruhig und entspannt ist? Haben Sie eine Idee? Er geht langsam und tief. Idealerweise geht er bis in den Bauchraum. Ihre Hand auf dem Bauch hebt sich beim Einströmen der Luft, die Hand auf der Brust bewegt sich dagegen kaum. Dadurch wird der Atem tiefer. Probieren Sie es einmal aus!

Einführung der Atemübung

- Anleitung: siehe Anhang
- Übung kann wie die PMR auf dem Handy der Teilnehmenden aufgenommen werden, um sie zuhause zu üben

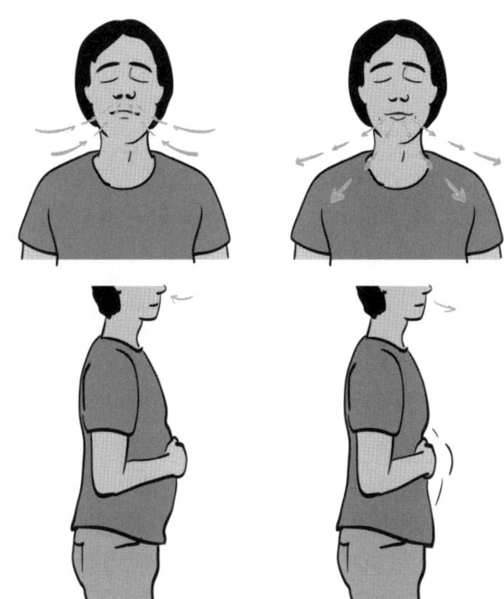

Abb. 8: Tiefe Bauchatmung (aus: Koch & Liedl, 2019. Illustration: Michal Rössler)

Nachbesprechung der Übung:

> *Wie war diese kurze Atemübung für Sie? Was ist Ihnen aufgefallen? Wie fühlen Sie sich jetzt? Gab es Schwierigkeiten?*

Übertragung in den Alltag der Teilnehmenden:

> *In welchen Situationen kann Ihnen diese Übung persönlich helfen? Wie können Sie sie durchführen oder anpassen, dass sie gut für Sie passt? Man kann diese Übung beliebig lang oder kurz gestalten. Manchmal reicht ein tiefer bewusster Atemzug. Manchmal braucht es etwas länger, bis man wieder volle Kontrolle über seine Atmung erlangt und sich beruhigt hat. Nutzen Sie diese geniale Strategie. Selbst wenn Sie den Rest des Körpers nicht unter Kontrolle haben, können Sie zumindest über Ihren Atem Einfluss nehmen und sich selbst beruhigen. Sie bekommen dann wieder genug Luft, um klar denken zu können.*

FAZIT 4

Sie können Ihre Atmung bewusst steuern. Das kann helfen, den Körper zu entspannen und sich (bei Angst) zu beruhigen.

Anmerkung: Vereinzelt melden Teilnehmende zurück, dass sie Schwindel bei der Atemübung verspüren. Bei Schwindel sollte die Übung abgebrochen werden. Wahrscheinlich wurde dann durch zu schnelles und intensives Atmen hyperventiliert, d. h. zu viel Kohlenstoffdioxid ausgestoßen und gleichzeitig zu viel Sauerstoff aufgenommen. In diesem Fall sollte darauf hingewiesen werden, tief und langsam in den Bauch zu atmen und sich besonders auf das Ausatmen zu konzentrieren.

Teil III: Sitzungsabschluss

Zusammenfassung der Sitzung
»Was nehmen Sie aus der heutigen Sitzung mit?« 1. Angst erscheint in der Nacht (und nach traumatischen Ereignissen) stärker als am Tag. Das ist ganz normal und sehr verständlich. 2. Angst führt manchmal dazu, dass man mit dem Verhalten dem Schlaf schadet. Lassen Sie sich nicht auf »falsche Ratschläge« Ihrer Angst ein! 3. Bei Angst nach einem Albtraum sollten Sie das Bett verlassen, den Albtraum und die Angst bewusst abschließen und sich stattdessen einer beruhigenden Tätigkeit widmen. 4. Sie können Ihre Atmung bewusst steuern. Das kann helfen, den Körper zu entspannen und sich (bei Angst) zu beruhigen.
Therapieaufgabe
Die Atemübung selbstständig durchführen. Idealerweise wird der Zeitpunkt der Durchführung besprochen und, wann mit der Übung begonnen wird, um die Umsetzung wahrscheinlicher zu machen. Es hilft, wenn die Teilnehmenden sich die Anleitung in der Stunde möglicherweise auf ihr Handy aufnehmen, sodass sie zuhause wieder angehört werden kann.
Items zum Mitgeben
▪ Bildchen mit Atemübung

Anmerkungen für die Gruppenleitung

Alternativ zur Audioaufnahme auf dem eigenen Handy kann auch auf ähnliche Atemübungen im Internet verwiesen werden.

Projekt Nawa des PSZ Düsseldorf: Entspannungstechniken auf verschiedenen Sprachen, https://psz-duesseldorf.de/wir-fuer-sie/nawa

»Turun Kriisikeskus Breathing Exercice« auf YouTube suchen für Sprachversionen einer Atemübung auf Englisch, Farsi, Dari, Arabisch, Ukrainisch, Russisch, Somali und Kurdisch.

Englische Version der »Turun Kriisikeskus Breathing Exercice« unter: https://www.youtube.com/watch?v=kqigfeNPiQU

Techniker Krankenkasse: Entspannungsübungen auf Deutsch, https://www.tk.de/techniker/magazin/life-balance/aktiv-entspannen/download-anleitung-entspannung-2006922

Sollte sich in der Gruppe der Wunsch nach der Bearbeitung einer anderen Emotion zeigen, können die Inhalte entsprechend der Erfahrung der Gruppenleitung angepasst werden. Das Thema der Emotionsregulation ist umfangreich und würde eine detaillierte Darstellung an dieser Stelle übersteigen. Einige Sitzungsinhalte lassen sich gut auf andere Emotionen übertragen (z. B. Gefühle sind nachts stärker, es braucht einen aktiven Umgang damit). Insgesamt sollte es darum gehen, eine Balance zu finden zwischen der Validierung der Berechtigung der Gefühle und der Vermittlung von Strategien, um die Stärke der nächtlichen Emotionen zu regulieren mit dem Ziel, in den Schlaf zurückfinden zu können. Für weiterführende Anregungen zu Emotionsregulationsstrategien im Umgang mit Ärger und Traurigkeit s. STARK-Manual (Koch & Liedl, 2019), für Anregungen im Umgang mit Heimweh s. Abdallah-Steinkopff et al., 2022.

Sitzung 8: Positive Imagination

Ziele der Sitzung
▪ Psychoedukation zum Nutzen von Imaginationstechniken ▪ Einführung in die Anwendung und Durchführung einer Imaginationstechnik
Ablauf
▪ Teil I: Sitzungsbeginn mit spielerischer Imagination und Atemübung (20 min) ▪ Teil II: Einführung in positive Imagination 1. Hinführung zum Thema und Austausch über Vorerfahrungen (10 min) 2. Psychoedukation und Motivationsaufbau zur Anwendung von Imaginationstechniken: »Drei Gründe für Imagination« (30 min) 3. Durchführung einer Imaginationsübung: »Der inneren Garten« (20 min) ▪ Teil III: Sitzungsabschluss (10 min)
Material
▪ Edelsteine ▪ Grafiken zur Veranschaulichung der Erklärungen (s. Onlinematerialien) ▪ Ggfs. Fotos/Bilder von Gärten als Hilfestellung ▪ Evtl. Audio-Datei der Imaginationsübung

Teil I: Sitzungsbeginn mit spielerischer Imagination und Atemübung

1. Einstiegsübung in Form einer spielerischen Imaginationsübung

Übungsempfehlung: »Der unsichtbare Ball« (→ Anhang). Alternativ bewährt sich eine Wiederholung der Atemübung aus der vorausgehenden Sitzung.

2. Eingangsrunde mit Wiederholung, Nachbesprechung und erneuter Durchführung der Therapieaufgabe, z. B.:

Wie gut ist es Ihnen in der vergangenen Woche gelungen, mit Ihren Albträumen und Ihrer Angst umzugehen? Welche Strategien haben Sie ausprobiert, um wieder ruhiger zu werden? Hat es geklappt, das Bett zu verlassen, bis die Angst weg war? Haben Sie die Atemübung ausprobiert? Was hat sich bewährt? Wo waren Schwierigkeiten?

Teil II: Einführung in positive Imagination

1. Hinführung zum Thema und Austausch über Vorerfahrungen

Innere Bilder sind etwas sehr Mächtiges. Das haben wir letzte Woche besprochen. Negative Bilder im Kopf, wie bei Albträumen (oder Erinnerungen), können uns große Angst machen. Der Körper reagiert gestresst darauf, und wir fühlen uns, als wären wir wirklich in einer schrecklichen oder gefährlichen Situation. Wir haben dann unangenehme Gefühle, wie z. B. Angst.
Wie ist es aber umgekehrt mit positiven inneren Bildern? Haben diese Ihrer Erfahrung nach auch einen Einfluss auf Ihre Gefühle und Ihren Körper? Welchen? Haben Sie ein Beispiel?
Diesen Effekt positiver innerer Bilder können wir aktiv nutzen. Die Ballübung vom Anfang ist ein einfaches Beispiel dafür, dass wir uns alles vorstellen können, was wir wollen. Durch das aktive und bewusste Vorstellen von (positiven) Bildern können wir unseren Körper und unsere Gefühle beeinflussen. Es kann helfen, uns zu beruhigen und besser zu fühlen. Kennt das jemand von Ihnen? Was stellen Sie sich vor, um bei Ihnen gute Gefühle hervorzurufen?

2. Psychoedukation und Motivationsaufbau zur Anwendung von Imaginationstechniken: »Drei Gründe für Imagination«

Es gibt drei gute Gründe, die eigene Vorstellungskraft aktiv zu nutzen. Ich werde Ihnen alle drei Gründe genau erklären.

Grund 1: Das Vorstellen innerer Bilder beeinflusst direkt unser Wohlbefinden und sogar unsere Körperreaktionen.

Lassen Sie uns dazu ein kleines Experiment machen.

Anleitung Zitronenübung
Konzentrieren Sie sich für einen Moment auf die Bilder, die durch meine Worte vor Ihrem inneren Auge entstehen. Stellen Sie sich vor, Sie stehen vor einem Zitronenbaum voller reifer, gelber Früchte. Der süßliche Duft der Zitronen steigt Ihnen in die Nase, und Sie pflücken eine der Zitronen vom Baum. Stellen Sie sich vor, die große gelbe Zitrone läge in Ihrer Hand. Fühlen Sie die Beschaffenheit der Schale, riechen Sie den Duft! Stellen Sie sich dann vor, Sie nehmen ein kleines Messer und schneiden die Zitrone in zwei Hälften. Schon beim Schneiden rinnt Ihnen der Saft über die Hände, und die Säure schmerzt vielleicht ein wenig auf der Haut. Stellen Sie sich vor, Sie schlecken den ausgeronnen sauer-süßen Saft von Ihren Händen. Spüren Sie die Säure auf der Zunge? Und dann stellen Sie sich vor, wie Sie mit einem großen Bissen fest in das Fruchtfleisch der Zitrone beißen und der Zitronensaft der reifen Frucht Ihren Mund ausfüllt.

Nachbesprechung der Übung:

Wie ging es Ihnen während der Übung? Konnten Sie es sich die Zitrone gut vorstellen? Was ist körperlich passiert bei der Vorstellung? Was haben Sie etwas bemerkt? [Zum Beispiel: gesteigerter Speichelfluss, verzogene Mimik] Sie sehen: Schon durch diese kleine Übung können wir eine körperliche Reaktion hervorrufen.

FAZIT 1
Unsere Vorstellungskraft hat großen Einfluss auf unseren Körper *[zur Veranschaulichung Grafik »Zitrone« aus den Downloads in die Mitte legen].*

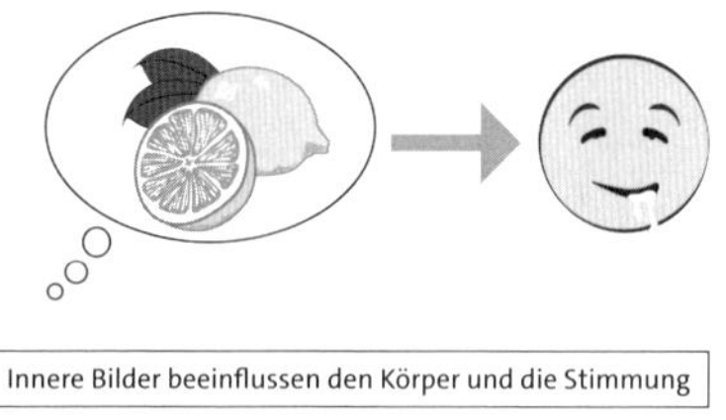

Innere Bilder beeinflussen den Körper und die Stimmung

Grund 2: Das bewusste Vorstellen schöner innerer Bilder ist wie eine Art »Glücks-Krafttraining« für unsere Stimmung und innere Stärke.

Wer von Ihnen macht irgendeine Sportart? Was müssen Sie dafür tun, um besser zu werden? Sie müssen regelmäßig trainieren. Durch die regelmäßige Wiederholung trainieren Sie Ihre Muskeln und körperliche Ausdauer. Und genauso können Sie durch das regelmäßige Vorstellen positiver innerer Bilder Ihre mentale Stärke und Ausdauer trainieren. Bei Leistungssportler:innen nennt man das »Mentaltraining«. Haben Sie davon bereits gehört? Um im Sport erfolgreich zu sein, muss man nicht nur körperlich fit sein, sondern auch mental. D.h. man muss z. B. sich vor einem Wettkampf beruhigen können, wenn man unsicher oder nervös ist, und sich selbst Mut machen können. Man hat herausgefunden, dass Sportler:innen, die sich vor einem Wettkampf bildlich vorstellen, wie sie den Wettkampf meistern und wie sie gewinnen, häufiger tatsächlich gewinnen. Deshalb sieht man im Fernsehen häufig, dass sich Sportler:innen vor einem Wettkampf noch einmal ganz deutlich konzentrieren und z. B. die Route im Kopf durchgehen. Haben Sie das schon einmal beobachtet? Oder sogar schon einmal selbst ausprobiert oder erlebt?

FAZIT 2

Die Vorstellung schöner innerer Bilder trainiert die innere Stärke und das Wohlbefinden. Dazu muss man wie beim Muskeltraining regelmäßig trainieren *[zur Veranschaulichung Grafik »Training« aus den Downloads in die Mitte legen].*

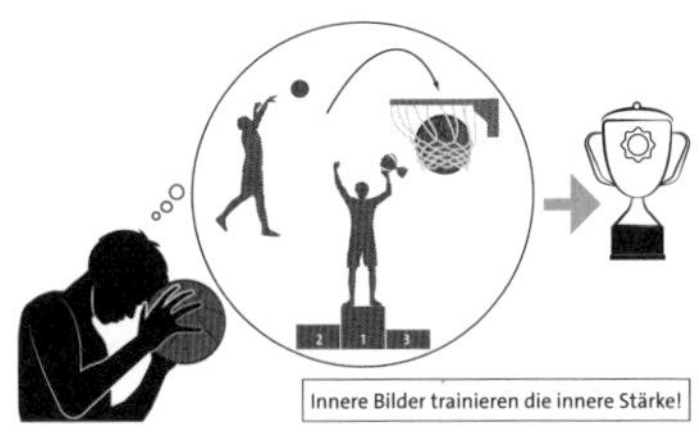

Grund 3: Man kann darauf in jeder Lebenslage zurückgreifen.

Selbst, wenn man sich völlig gefangen fühlt in der Situation und keinen Ausweg sieht, so ist die Vorstellungskraft doch frei. Diese Strategie ist nichts Neues. Sie hat sich bereits für Menschen in den schwierigsten Situationen bewährt.
Es gibt Erfahrungsberichte über den großen Nutzen innerer Bilder von Personen, die unter schrecklichen Bedingungen im Gefängnis waren. Vor fast 100 Jahren lebte ein Arzt in Deutschland. Er kam wegen der damaligen Diktatur ungerechtfertigt für viele Jahre ins Gefängnis. Dort musste er Schreckliches erleben. Nach seiner Befreiung schrieb er Bücher. Er schrieb, was ihm geholfen hat, die Zeit zu überstehen. In seiner Zeit im Gefängnis stellte er sich bildlich vor, wie er sich mit seiner Familie unterhält oder wie es ablaufen würde, wenn er diese Personen wieder treffen würde. Er stellte sich außerdem vor, wie er später in seinem Leben als Professor vor einem interessierten Publikum über seine Erfahrungen berichten würde. Und obwohl er das damals nicht wusste, ist diese zweite Vorstellung wahr geworden. Er wurde nach seiner Befreiung ein berühmter Mann.

Anmerkung: Das hier angeführte Beispiel bezieht sich auf Viktor Frankls Schilderungen in »Trotzdem Ja zum Leben sagen – Ein Psychologe erlebt das Konzentrationslager« (Frankl, 1977). Es hat den Vorteil, dass die Worte nicht von der Gruppenleitung kommen, die in den meisten Fällen noch keine vergleichbar ausweglosen und erschütternden Situationen erlebt haben dürfte. Das Beispiel gibt dem Ganzen den Nachdruck einer tatsächlichen Überlebensstrategie. Viele Teilnehmende können sich mit der Wunschvorstellung von Angehörigen im weit entfernten Heimatland identifizieren. Andere haben es völlig aufgegeben, sich positive Zukunftsvorstellungen von sich selbst zu machen und werden hierdurch darin ermutigt.

Vermeiden Sie Details in der Schilderung, um keine Erinnerungen an traumatische Gefängniserfahrungen der Teilnehmenden anzustoßen. Alternativ können auch weniger sensible Beispiele genutzt werden, in denen im kleineren Maßstab wenig Alternativen zur Verfügung stehen, z. B. überfüllte öffentliche Verkehrsmittel oder langes Warten in Behörden.

Wie ist das aktuell in Ihrem Leben? Welche Situationen kennen Sie zurzeit in Ihrem Alltag, in denen Ihnen innere positive Bilder als Quelle der Kraft dienen könnten? Was ist der Vorteil innerer Bilder gegenüber anderen Strategien, wie z. B. Sport machen?
Besonders nachts, wenn Sie wach liegen und die Sorgen besonders groß erscheinen oder Sie aus einem Albtraum aufwachen und viele belastende Gefühle haben, können innere Bilder hilfreich sein. Sie brauchen dazu keine weiteren Utensilien, andere Personen oder Licht.

FAZIT 3

Die Vorstellung schöner innerer Bilder ist in jeder Lebenslage umsetzbar *[zur Veranschaulichung Grafik »Gefängnis« aus den Downloads in die Mitte legen].*

Was sagen Sie zu diesen drei Gründen? Können Sie sie nachvollziehen? Haben Sie Fragen oder Bedenken? Wollen Sie eine solche Übung heute mit uns ausprobieren?

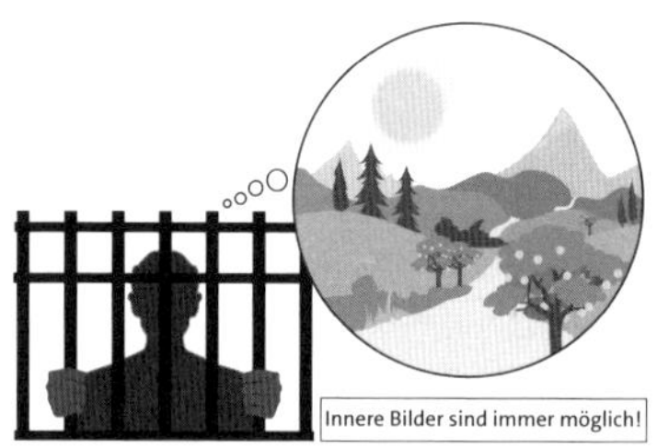

Anmerkung: Hier haben die Teilnehmenden Gelegenheit, Bedenken zu äußern. Unter Umständen wurden bereits negative Erfahrungen mit ähnlichen Übungen gemacht oder innere Bilder sind sehr stark negativ assoziiert. Auch die Induktion von Entspannung und ein Fokus nach innen kann bei traumatisierten Klient:innen die Anspannung erhöhen und intrusive Erinnerungen auslösen. Diese Bedenken müssen ernst genommen und berücksichtigt werden.

3. Durchführung einer Imaginationsübung: »Der innere Garten«

Vorbereitung durch gemeinsames Sammeln von Vorstellungen zu »Gärten«:

> *In der heutigen Übung zu positiven inneren Bildern soll es um einen Garten gehen. Es soll eine angenehme Übung für Sie alle sein. Verbinden Sie alle etwas Schönes mit Gärten? Was gehört für Sie zu einem schönen Garten? Welche Vorstellungen kommen Ihnen dazu?*

Anmerkung: Dieser Schritt ist wichtig, damit ein ungefähres inneres Bild entsteht und Teilnehmenden mit schlechter Vorstellungskraft Ideen an die Hand gegeben werden, die sie in die Übung integrieren können. Zudem wird die Richtung der Imagination so noch stärker strukturiert und ein Gefühl der Kontrolle vermittelt. Falls die Befürchtung besteht, dass Teilnehmende sehr wenig Zugang zu inneren Bildern haben oder bereits im Vorhinein Bedenken äußern, besteht die Möglichkeit, die Übung noch weiter zu strukturieren. Einerseits kann der Grundriss eines Grundstücks angezeichnet und der Garten vorab detailliert gemeinsam entworfen werden. Andererseits kann man Fotos oder Bilder von Gärten als Hilfestellung anbieten.

Erläuterung des Vorgehens, um Kontrolle zu vermitteln:

> *Wir werden Sie gleich anleiten, dass Sie sich entspannt setzen und vielleicht die Augen schließen. Wir werden dann einige einleitende Sätze sagen, damit Sie sich entspannen. Entspannung hilft, dass Sie sich danach besser auf Ihre Vorstellung konzentrieren können. Wenn es Ihnen aber unangenehm ist, die Augen zu schließen, können Sie auch die Augen offenlassen und so teilnehmen. Wenn Ihnen innere Bilder insgesamt unangenehm sind, ist das auch nicht schlimm. Dann können Sie auch nur zuhören, ohne sich etwas vorzustellen. Nach der Einleitung werden wir Sie anleiten, dass Sie sich einen Garten vorstellen. Wir werden den Garten nach Ihren Wünschen in Ihrer Vorstellung gestalten. Dann werden wir ein bisschen dort verweilen, und am Ende werden Sie in Ihrer Vorstellung noch einen Stein in Ihrem Garten finden und diesen aus Ihrem »inneren Garten« mit hierher nehmen. Die ganze Übung dauert insgesamt vielleicht zehn Minuten. Wichtig ist, dass Sie natürlich an jeder Stelle der Übung aussteigen können, wenn Ihnen irgendetwas unangenehm ist. Dann konzentrieren Sie sich wieder auf den Raum hier und hören einfach zu oder steigen wieder ein, wenn Sie wieder Lust haben. Manchmal kann es auch sein, dass man abgelenkt wird von Geräuschen rundherum. Das macht gar nichts, dann steigen Sie einfach wieder in die Übung ein. Nicht immer klappt so eine Vorstellungsübung auf Anhieb gut. Das macht nichts. Probieren Sie aus, was Sie sich alles vorstellen können und was nicht. Vielleicht passt meine Anleitung auch nicht immer perfekt zu Ihren Vorstellungen. Sie können sich natürlich vorstellen, was Sie wollen und für Ihren Garten passt. Wenn*

Ihnen eine gute Idee kommt, dann machen Sie das einfach.
Möchten Sie die Übung unter diesen Bedingungen ausprobieren?

Edelstein austeilen:

Behalten Sie diesen Stein während der Übung einfach in der Hand. Wir kommen am Ende der Übung darauf zurück.

Anmerkung: Der Stein kann unterschiedlich intensiv einbezogen werden. Er kann als Mittel dienen, die therapeutische Beziehung und Gruppenkohäsion als Ressource zu nutzen (*Sie sind nachts nicht allein. Wir sind in Gedanken bei Ihnen*). Dazu kann der Stein entweder von den Teilnehmenden selbst ausgesucht oder, um die therapeutische Beziehung intensiver zu nutzen, seitens der Gruppenleitung ausgesucht und spezifisch jeder und jedem Einzelnen zugeteilt werden. Dieses Vorgehen sollte zum persönlichen Stil der Gruppenleitung passen, um authentisch zu bleiben. Zusätzlich günstig kann es sein, wenn auch die Gruppenleitungen (und die Sprachmittler:in) je einen Stein auswählen und mitnehmen. So wird die Verbindung noch deutlicher.

Wir haben alle nachts diesen Stein an unserem Bett greifbar. Wir sind darüber verbunden.

Durchführung der Imagination
Die Anleitung hierzu finden Sie hinten im Anhang.

Anmerkung: Es hat sich bewährt, dass die Teilnehmenden die Übung auf ihrem Handy aufnehmen. Alternativ geben wir unten noch Hinweise für Audioaufnahmen im Internet.

Nachbesprechung der Erfahrungen während der Imaginationsübung:

Wie war die Übung für Sie? Konnten Sie sich etwas vorstellen? Was haben Sie an sich und Ihrem Körper beobachtet? Gab es Schwierigkeiten? Möchten Sie einzelne Vorstellungen mit der Gruppe teilen?

Anmerkung: Es wird Teilnehmende geben, die keine gute Imaginationsfähigkeit haben, denen der Zugang schwer fällt oder, die aufgrund der Angst vor Intrusionen innere Bilder vermeiden und sich auch hierauf nicht einlassen können. Dies sollte ebenfalls anerkannt und normalisiert werden (Kernaussage: *Die Übung kann sehr hilfreich sein. Manchen Personen helfen körperliche Übungen, z. B. PMR, jedoch besser*).

Übertragung auf den Alltag:

Wie könnten Sie diese Übung und das Training innerer positiver Bilder in Ihren Alltag integrieren? In welchen Situationen kann so eine Übung für Sie persönlich nützlich sein?

Teil III: Sitzungsabschluss

Zusammenfassung der Sitzung
»Was nehmen Sie aus der heutigen Sitzung mit?« 1. Positive innere Bilder führen zu körperlicher Entspannung und angenehmen Gefühlen. Das können wir aktiv nutzen. 2. Die innere/mentale Kraft kann man durch innere Bilder stärken. Dafür muss man regelmäßig trainieren. 3. Ich kann innere Bilder in jeder Lebenslage nutzen.
Therapieaufgabe
Üben der Imagination, evtl. mithilfe der Audioaufnahme auf dem eigenen Handy *Nur, wenn man in ruhigen Situationen seine positive Vorstellungskraft geübt hat, gelingt es, sie auch in belastenden Situationen anzuwenden. Beginnen Sie deshalb bis zum nächsten Termin, regelmäßig zu üben. Schaffen Sie es, die Übung gleich morgen anzuhören und in »Ihren Garten« zurückzukehren? Wann könnte die Übung morgen gut passen? Nachdem Sie es morgen probiert haben, an welchen Tagen dieser Woche könnten Sie es noch schaffen? Üben Sie diese Übung mindestens drei Mal bis zum nächsten Termin. Erst dann können Sie einschätzen, was gut funktioniert und uns nächstes Mal von Schwierigkeiten berichten.* Verweis auf das Beibehalten und weitere Üben vorausgehender Empfehlungen und Übungen (z. B. regelmäßige Schlafzeiten, PMR, Strategien mit Grübeln und Albträumen)
Items zum Mitgeben
▪ Edelstein ▪ Evtl. Audioaufnahme der Imaginationsübung auf dem Handy
Abschlussübung
An dieser Stelle kann es hilfreich sein, durch eine kurze körperlich aktivierende Übung sicherzustellen, dass allen Teilnehmenden das Abschließen der Übung gelingt. Vorschlag: Stretching und Abklopfen (s. Anhang)

Anmerkungen für die Gruppenleitung

Alternativ zur Audioaufnahme auf dem eigenen Handy kann auch auf ähnliche Imaginationsübungen im Internet verwiesen werden. Im Projekt NAWA finden sich verschiedene Imaginationen auf verschiedenen Sprachen: https://psz-duesseldorf.de/wir-fuer-sie/nawa.

Sitzung 9: Verbesserung der Tagesfunktionalität

Ziele der Sitzung
▪ Relevanz der Tagesgestaltung und Tagesaktivitäten für die Schlafqualität in der Nacht erkennen ▪ Weitere Einflussmöglichkeiten auf die Tagesfunktionalität kennenlernen (neben dem Schlaf) ▪ Entwicklung einer Morgenroutine
Ablauf
▪ Teil I: Sitzungsbeginn mit Wiederholung der Gartenimagination (25 min) ▪ Teil II: Verbesserung der Tagesfunktionalität (45 min) 1. Psychoedukation 2. Einführung des »Wachmacher-Experiments« 3. Morgenroutine zum Aufwachen entwickeln 4. Übertragung in den Alltag und Einführung der Therapieaufgabe ▪ Optional: Teil III: Wiederholung und Selbstbeobachtung (15 min) 1. Erklärung der Selbstbeobachtung 2. Gemeinsame Kurzwiederholung ▪ Teil IV: Sitzungsabschluss (5 min)
Material
▪ Bild eines vollen und eines leeren Akkus (s. Onlinematerialien) ▪ Akkus zum Einzeichnen des aktuellen Energieniveaus (s. Onlinematerialien) ▪ Evtl. Utensilien für aktivierende Übungen (z. B. Bälle) ▪ Optional: Neue Schlaftagebücher (s. Onlinematerialien) ▪ Bildchen mit Stretching-Übungen für die Morgenroutine (s. Onlinematerialien)

Teil I: Sitzungsbeginn mit Wiederholung der Gartenimagination

1. Aktivierende Einstiegsübung

Wir empfehlen an dieser Stelle die »Ressourcen-Pantomime« (s. Anhang).

2. Ausführliche Wiederholung

- *Warum halten wir Imagination für eine hilfreiche Technik? Was sind Ihre Erfahrungen über diese Woche? In welchen Situationen haben Sie die Garten-Übung ausprobiert?*
- *Was hat sich bewährt? Wo gab es Schwierigkeiten?*
- *Heute ist unsere vorletzte Sitzung. Wir können heute noch einmal wichtige Fragen klären. Was haben Sie noch für Fragen?*

Erneute gemeinsame Durchführung der Gartenübung in verkürzter Form
Anleitung: →Sitzung 8. Es wird auf das erneute »Erschaffen« des Gartens verzichtet. Stattdessen steht im Fokus, sich das Bild nochmals vor Augen zu rufen, dort Platz zu finden und mit allen Sinnen die Ruhe und Sicherheit zu genießen.

Teil II: Verbesserung der Tagesfunktionalität

1. Psychoedukation zum Zusammenhang von Tagesaktivitäten und Nachtschlaf

Einleitung

Wir haben bisher viel über den Abend und die Nacht gesprochen. Aber natürlich ergibt es keinen Sinn, die Nacht ohne den Tag zu betrachten. Es gilt: Was wir tagsüber tun und wie es uns tagsüber geht, beeinflusst, wie es uns in der Nacht geht. Genauso gilt: Wie es uns in der Nacht geht und was wir nachts tun, beeinflusst, wie es uns am Tag geht. Wir wollen deshalb heute nochmals genauer über den Tag sprechen.

Überleitung

Viele Leute, die Schlafstörungen haben, haben auch am Tag Probleme. Wie ist das bei Ihnen? Was sind die Hauptprobleme tagsüber, wenn Sie schlecht schlafen?

Austausch in der Gruppe

Einige Leute berichten, dass sie nach einer Nacht schlechten Schlafs schon morgens völlig hoffnungslos für den Tag sind. Sie sagen sich: Nach so einer Nacht kann der Tag nur furchtbar werden. Ich werde heute sicher keine Energie haben, und es wird mir nichts gelingen.
Was denken Sie? Ist das so? Oder gibt es auch andere Gründe, warum man tagsüber müde und unkonzentriert ist?
Gibt es umgekehrt nach einer schlechten Nacht die Möglichkeit, dass man am Tag wach und aktiv ist? Kann man auch auf andere Weise Energie generieren als durch das Schlafen?«

2. Einführung des »Wachmacher-Experiments«

Was halten Sie davon, wenn wir hierzu ein kleines Experiment durchführen? Viele Menschen denken, dass man nur durch das Schlafen Energie bekommen kann. Viele denken auch, dass die Energie über den Tag immer weniger wird. Aber lassen Sie uns das einmal in einem kleinen Experiment überprüfen.

Wir wollen testen, ob es stimmt, dass Müdigkeit/wenig Energie am Tag unveränderbar ist bzw. nur durch Schlafen verändert werden kann.

Alle Teilnehmenden bekommen einen leeren Akku auf Papier ausgeteilt, auf dem sich das aktuelle Energieniveau eintragen lässt (s. Onlinematerialien). Die Gruppenleitung zeigt exemplarisch, wie ihr aktuelles Energieniveau ist, indem sie den Akku z. B. zu 80 % füllt. Dann sollen in der Runde alle Teilnehmenden ihr aktuelles Energieniveau zwischen 0 und 100 % einschätzen und auf dem eigenen Akku mit einem Strich anzeigen.

Ideensammlung in der Gruppe

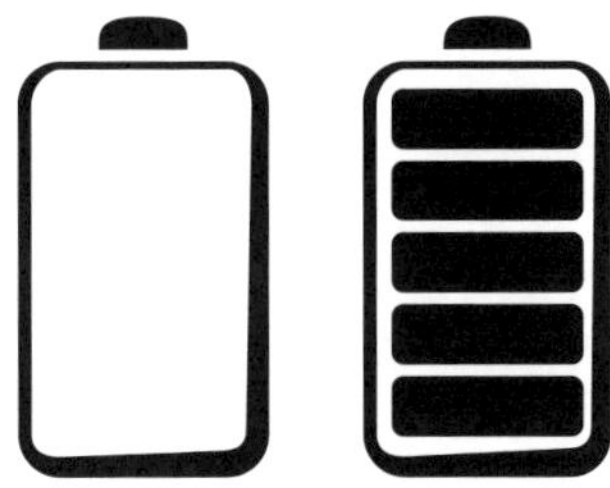

Was denken Sie: Welche Ihrer Aktivitäten tagsüber, machen müde/kosten Energie? Und welche Aktivitäten machen wach und bringen Energie?

Es werden ein voller und ein leerer Akku als Bilder in die Mitte gelegt und einige erste Ideen für Aktivitäten beider Arten gesammelt. Anknüpfend daran wird die energiegenerierende Übung eingeleitet, sobald etwas wie körperliche Aktivität oder Sport als Beispiel genannt wird.

Durchführung von Wachmacher-Übungen

Die Teilnehmenden stehen im Kreis, und ringsum denkt sich eine Person nach der anderen eine aktivierende körperliche Übung aus. Alle übrigen Teilnehmenden machen mit. Die Gruppenleitung beginnt als Rollenmodell, möglichst anschauliche Übungen vorzumachen. Nach der Pantomime-Übung zu Beginn der Sitzung sollte die Scham hier bereits etwas gelindert sein, so dass der aktivierende Aspekt im Mittelpunkt stehen kann (für mögliche Beispiele → Tab. 10). Es darf eine lockere Atmosphäre des gemeinsamen Ausprobierens entstehen und gemeinsam gelacht werden. Wenn alle Teilnehmenden etwas eingebracht haben, wird die Übung beendet.

Müde machende Aktivitäten	Wach machende Aktivitäten
▪ Deutschhausaufgaben ▪ Am Computer arbeiten, mit dem Handy spielen ▪ Dem Unterricht folgen/zuhören …	▪ Körperliche Übungen, z. B. Hampelmann, Kniebeugen, Luftsprünge, auf der Stelle laufen, Side-to-side-Step, die Arme von über dem Kopf nach unten in der Vorbeuge durchschwingen, in die Luft boxen, Liegestütze, Tanzschritte, den Raum verlassen und im Treppenhaus einmal hoch- und wieder runterlaufen ▪ Ins Sonnenlicht gehen , Licht im Raum anschalten, Fenster öffnen ▪ Soziale Aktivitäten ▪ Aktivitäten entsprechend den individuellen Interessen ▪ Aktivierende Musik/Morgenradio

Tab. 10: Beispiele für müde machende und wach machende Aktivitäten

Direkt danach werden die Teilnehmenden gebeten, erneut eine Einschätzung ihres Energieniveaus auf dem Akku vorzunehmen und Unterschiede zum Energielevel vor der Übung zu markieren.

Zusammenfassung

> *Wir haben gesehen: Eine Aktivität mitten am Tag kann Energie bringen. Andere Aktivitäten können dagegen Energie kosten und müde machen. Wir nutzen dieses Prinzip schon über die ganzen Gruppensitzungen hinweg: Wir beginnen jede Sitzung mit einer aktivierenden Übung und hören manchmal auch mit einer auf. An welche Übungen können Sie sich erinnern? Haben die Übungen für Ihre Konzentration in unseren Terminen geholfen? Es ist wichtig, dieses Prinzip auch im Alltag zu nutzen.*

Austausch in der Gruppe/Übertragung in den Alltag der Teilnehmenden

> *Zu welcher Zeit am Tag haben Sie besonders Probleme mit Müdigkeit und wenig Energie?*

Entsprechend der Angaben der Teilnehmenden wird gemeinsam überlegt, welche Aktivitäten zu dieser Uhrzeit individuell besonders hilfreich sein könnten. Hier kann auch auf die Interessen und Ressourcen aus der Pantomime-Runde am Anfang der Sitzung zurückgegriffen werden. Die Aktivitäten können dabei idealerweise Werte und Interessen der Teilnehmenden aufgreifen (z. B. Gesundheit, Aussehen, Spiritualität), um die Wahrscheinlichkeit zu erhöhen, dass sie umgesetzt werden.

> **FAZIT 1**
> Man kann auch durch Aktivitäten am Tag Energie bekommen – selbst nach einer schlechten Nacht. Planen Sie bewusst Aktivitäten in Ihren Alltag ein, die Ihnen Energie geben.

3. Morgenroutine zum Aufwachen entwickeln

Validierung der Belastung und Ideensammlung in der Gruppe

> *Insbesondere die Morgenstunden nach dem Aufwachen sind nach einer Nacht mit schlechtem Schlaf sehr hart. Umso wichtiger ist es, hier gleich von vornherein den Tag aktiv zu beginnen. Was kann morgens helfen, um trotzdem wach zu werden?*

Aufbau einer Morgenroutine

Genauso, wie wir hier heute in der Sitzung ein kleines »Wachmacher-Experiment« gemacht haben, möchten wir Sie bitten, dass Sie in der kommenden Woche zu Hause ein Wachmacher-Experiment immer morgens, gleich nach dem Aufstehen machen. Dazu gehören folgende Punkte:

- *Fangen Sie den Tag mit einer aktivierenden Übung an.*
- *Sonnenlicht macht wach und gibt Energie. Gehen Sie möglichst bald nach dem Aufstehen ans Licht. Sie können z. B. die Übungen bei schönem Wetter draußen machen.*
- *Falls das nicht geht, halten Sie das Gesicht ein paar Minuten an ein Fenster ins Licht oder machen Sie die Beleuchtung im Zimmer so hell wie möglich.*

Hier kann gemeinsam eine Morgenroutine in der Gruppe entwickelt werden. Falls wenige Ideen aus der Gruppe kommen, können folgende Stretching-Übungen eingeführt werden (→ Abb. 9):

- **Flanken-Stretch – Brust-Öffner im Stehen:** Beide Arme nach oben strecken und sich so lang machen wie möglich. Anschließend langsam – wie eine Banane – nach rechts und dann nach links strecken, um auch die Seiten zu dehnen.
- **Stehende Vorbeuge:** Mit dem Oberkörper nach vorn über die Oberschenkel beugen, Knie dabei leicht gebeugt lassen, den Kopf hängen lassen. Schulter und Nacken entspannen.
- **Katzenbuckel im Sitzen:** Aufrecht sitzend die Arme nach vorn strecken und die Hände verschränken. Langsamer Wechsel zwischen sanftem Hohlkreuz und Blick zur Decke sowie Rundung des Rückens mit Blick zum Bauchnabel. Dabei wenn möglich die verschränkten Hände bei der Rundung weit nach vorne strecken.

FAZIT 2

Nach einer schlechten Nacht fällt das Aufstehen schwer. Machen Sie es zur Gewohnheit, den Tag mit wach machenden Aktivitäten zu starten.

4. Übertragung in den Alltag und Einführung der Therapieaufgabe

Nach dieser Einheit sollten alle Teilnehmenden eine Idee für die Umsetzung des Besprochenen in den eigenen persönlichen Alltag während der Woche haben. Es sollte überlegt werden, 1.) welche Morgenroutine die Teilnehmenden diese Woche ausprobieren und wiederholen werden und 2.) welche wach machenden Aktivitäten zu welcher Tageszeit sich die Teilnehmenden für die kommende Woche vornehmen wollen.

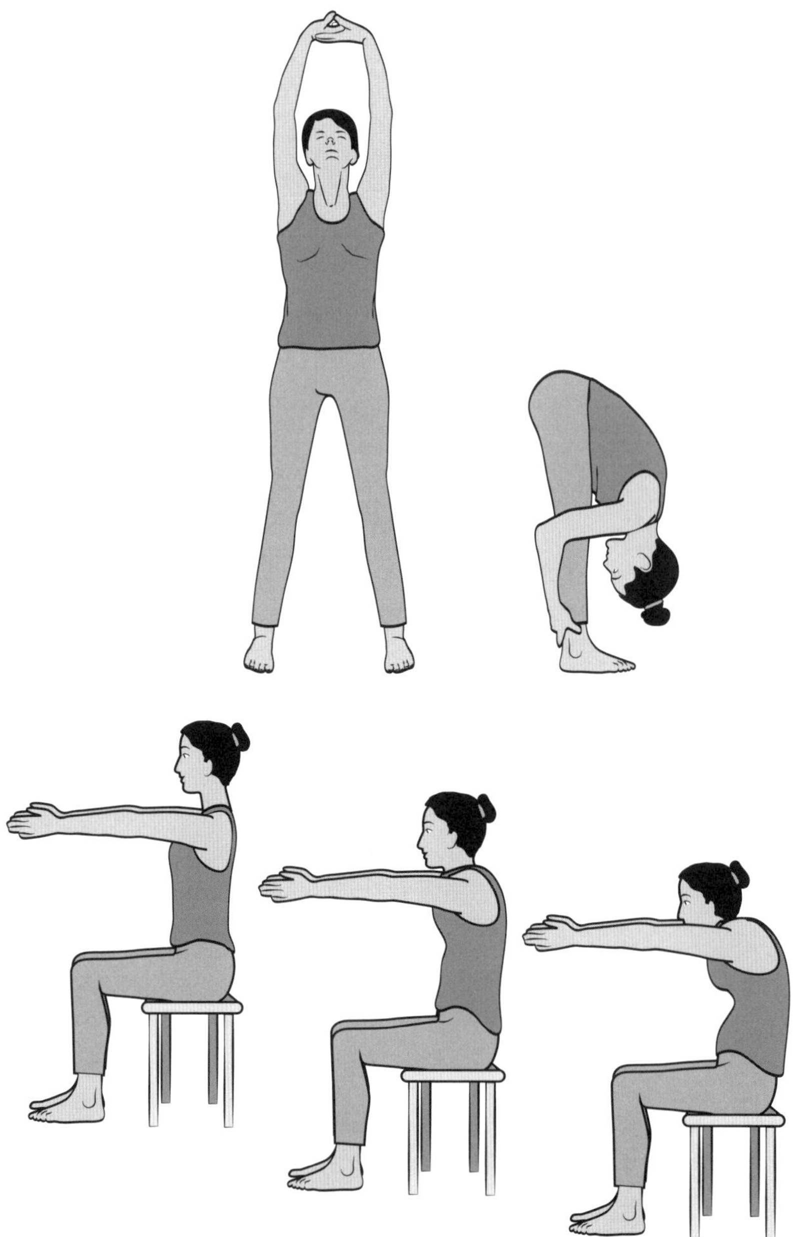

Abb. 9: Aufwachroutine

Zusammenfassung

Je mehr (angenehme) Aktivitäten wir über den Tag machen, desto besser können wir abends schlafen. Unser Körper braucht diese vielen kleinen wach machenden Aktivitäten während des Tages. Der Tag bestimmt also maßgeblich die Nacht.

FAZIT 3
Je aktiver wir am Tag sind, desto leichter fällt das Schlafen in der Nacht.

Teil III: Wiederholung und Selbstbeobachtung

1. Erklärung zur Selbstbeobachtung

Nächste Woche ist unser letzter gemeinsamer Termin. Wir haben bereits in neun Terminen über verschiedene Aspekte Ihres Schlafs gesprochen. Wir haben viele Übungen gemacht und Tipps gegeben. Wir hoffen, Sie haben viel davon zu Hause ausprobiert. Nur, wenn man ausprobiert und ausdauernd übt, kann das helfen. Schlaf ist träge. Wenn Sie also etwas verändern wollen, müssen Sie es über mehrere Wochen tun, damit es zu einer neuen Gewohnheit wird. Dann wird sich der Schlaf auch verändern.

Optional: Wiederholung des Schlaftagebuchs

Natürlich interessiert uns sehr, was besser geworden ist und wo es vielleicht noch Schwierigkeiten gibt. Sie erinnern sich, dass Sie vor Beginn des Trainings eine Woche lang ein Schlaftagebuch geführt haben. Wir möchten Sie nun bitten, dass Sie von heute bis zu unserem Abschlusstermin noch einmal ein solches Schlaftagebuch führen und nochmals alles anwenden, was wir in den vergangenen Terminen besprochen haben. Wäre das für Sie in Ordnung? Dann können wir die Tagebücher nächste Woche noch einmal gemeinsam mit Ihnen anschauen und abschließend Empfehlungen geben. Sie sehen dann auch selbst, was sich verändert hat.

Die Teilnehmenden bekommen erneut ein Schlaftagebuch ausgeteilt, und gemeinsam wird die vergangene Nacht ausgefüllt, damit das Prinzip wiederholt wird und alle Gruppenmitglieder in der Lage sind, das Schlaftagebuch eigenständig für eine Woche zu führen.

2. Gemeinsame Kurzwiederholung

Die gemeinsame Wiederholung sollte v. a. seitens der Teilnehmenden stattfinden.

> *Was erinnern Sie aus den neun gemeinsamen Terminen noch, was Ihnen weitergeholfen hat? Was davon möchten sie in der kommenden Woche noch einmal (neu) ausprobieren oder mit mehr Motivation umsetzen?*

Jede:r Teilnehmende sollte idealerweise einen Aspekt beisteuern oder ein Vorhaben formulieren, was er oder sie neben den beiden neuen Aufgaben der heutigen Sitzung nochmals umsetzen möchte.

Teil IV: Sitzungsabschluss

Zusammenfassung der Sitzung
»Was nehmen Sie aus der heutigen Sitzung mit?« 1. Ich kann durch meine Aktivitäten am Tag Energie bekommen. Dazu muss ich bewusst wach machende Aktivitäten planen. 2. Eine Morgenroutine hilft mir, mit mehr Energie in den Tag zu starten. 3. Je aktiver wir am Tag sind, desto leichter fällt das Schlafen in der Nacht.
Therapieaufgabe
▪ Morgenroutine mit Stretching diese Woche durchführen. ▪ Wach machende Aktivitäten über den Tag hinweg einplanen.
Items zum Mitgeben
▪ Bildchen einer Morgenroutine ▪ Optional: Schlaftagebuch ▪ Selbst ausgemalter Akku

Anmerkungen für die Gruppenleitung

Alternativ kann in dieser Sitzung eine geregelte Tagesstruktur fokussiert werden. Insbesondere bei Asylbewerber:innen fehlt häufig die Tagesstrukturierung z. B. durch fehlende Erlaubnis zu Arbeit, Schulbesuch oder Sprachunterricht und das Fehlen eines familiären Netzwerks. Die Gruppe kann genutzt werden, um gemeinsam nach konkreten Strategien der Tagesstrukturierung zu suchen, Vereinbarungen bis zur nächsten Sitzung zu treffen oder sich zu einer angenehmen Aktivität zu verabreden (im Sinne einer Verhaltensaktivierung).

Sitzung 10: Abschluss des Schlaftrainings

Ziele der Sitzung
▪ Konsolidierung der Inhalte und Rückfallprophylaxe ▪ Abschied
Ablauf
▪ Teil I: Sitzungsbeginn mit Kurzwiederholung zu wach machenden Aktivitäten (15 min) ▪ Teil II: Rückblick auf das Gruppentraining (45 min) 1. Gesamtwiederholung der Sitzungsinhalte 2. Auswertung der Selbstbeobachtung: Schlaftagebücher ▪ Teil III: Sitzungsabschluss und Fest (30 min)
Material
▪ Gefülltes Schlaftäschchen ▪ Zertifikate (s. Anhang und Onlinematerialien) ▪ Wollknäuel

Teil I: Sitzungsbeginn mit Kurzwiederholung zu wach machenden Aktivitäten

1. Aktivierende Einstiegsübung

Wiederholung der Stretching-Morgenroutine von letzter Stunde

2. Wiederholung der letzten Sitzung zu Tagesfunktionalität

- *U. a.: Was kann man tagsüber tun, um mit Müdigkeit und Zeiten von wenig Energie umzugehen? [Akku-Metapher wiederholen]*
- *Wer hat aktivierende Aktivitäten ausprobiert? Was hat sich bewährt? Wo gab es Schwierigkeiten?*

Teil II: Rückblick auf das Gruppentraining

1. Gesamtwiederholung der Sitzungsinhalte

Überleitung

Da heute die letzte Sitzung ist, wollen wir noch einmal die gesamten Inhalte unserer gemeinsamen Termine wiederholen. Wir haben über viele verschiedene Themen rund um den Schlaf gesprochen. Daraus ist eine ganze Sammlung an Wissen über den Schlaf, Ideen zum Umgang mit Schlafproblemen und ganz konkreten Übungen für verschiedene Situationen entstanden. Sie haben kleine Erinnerungen an jeden dieser Termine in Ihrem Schlaftäschchen. Lassen Sie uns gemeinsam einen Blick hineinwerfen. Was davon wird Ihnen auch in Zukunft nützlich sein?

Das gefüllte Schlaftäschchen wird reihum gegeben, alle Teilnehmenden nehmen sich einen Gegenstand oder Zettel daraus und kommentieren diesen. Dabei sollte sowohl kurz die allgemeine Bedeutung geschildert werden als auch, was der oder die Teilnehmende daraus für sich persönlich mitgenommen hat und schließlich, wie er oder sie den Gegenstand oder das Gelernte auch in Zukunft umsetzen und anwenden möchte.

Sitzungsnummer und -thema	**Item**	**Bedeutung/Take-Home-Message**
1. Einführung	Schlaftäschchen, Schlaftagebuch	Ich kann etwas gegen meine Schlafprobleme tun. Ich muss mein Problem genau kennen, um es lösen zu können.
2. Gesunder Schlaf	Zettelchen mit Skizzen zu Schlaf-Regeln (Regelmäßigkeit/kein Tagschlaf	Grundlage gesunden Schlafs sind regelmäßige Bettzeiten. Kein Tagschlaf bei Schlafproblemen!
3. Schlafumgebung	Ohropax®, Leuchtsterne, Schlafmasken, Kopfhörer, Apps	Ich versuche, das Beste aus meiner ungünstigen Schlafumgebung zu machen.
4. Nächtliches Grübeln und Sorgen	Stift, Mandala, Beten-Symbol, Sudoku	Es ist zwecklos, nachts zu Grübeln. Ich lege den Stift bewusst zur Seite. Ich mache aktiv etwas anderes, bis ich müde genug bin zu schlafen.
5. Entspannung	Wasserglas-Bildchen, Anleitung PMR, Entspannungstee	Ich sorge für regelmäßige Entspannung, z. B. mit einer entspannenden Abendroutine und PMR.
6. Albträume I – Verstehen und Bewältigen	Leuchtsterne, Postkarte, Centershock, Duftöl	Ich vertreibe den Albtraum, indem ich mich mit starken Sinnesreizen vollständig aufwecke.

Sitzungsnummer und -thema	Item	Bedeutung/Take-Home-Message
7. Albträume II – Angst in der Nacht	Edelstein, Bild Garten, QR-Code	Meine inneren Bilder sind (in der Nacht) Quelle von Kraft und Sicherheit für mich.
8. Positive Imagination	Bild Atmen, Sicherheitsspruch	Ich nehme der Angst die Macht und achte auf meinen Schlaf. Mein Atem ist ein gutes Werkzeug gegen Angst und Stress.
9. Verbesserung der Tagesfunktionalität	Bildchen Akku, Stretching-Übungen	Ich kann meinen »Akku« mit aktivierenden Übungen und Aktivitäten auch tagsüber aufladen.
10. Abschluss des Schlaftrainings	Stück Wolle aus dem Netz, Teilnahmezertifikat	

Tab. 11: Alle Sitzungen mit den dazugehörigen Items und Take-Home-Messages

2. Auswertung der Selbstbeobachtung: Schlaftagebücher

Erarbeiten des Nutzens von Selbstbeobachtung:

Warum haben wir Ihnen diese Schlaftagebücher mitgegeben? Wie kann Ihnen ein Schlaftagebuch auch in Zukunft helfen?
Das Schlaftagebuch zeigt, dass man ein Problem genau kennen und verstehen muss, um eine gute Lösung dafür zu finden. Je besser ich weiß, was »schlecht« ist, desto besser kann ich es einer Behandler:in beschreiben. Und: Je besser ich selbst mein Problem kenne, desto besser kann ich mir selbst helfen.

Geleitet auf positive Veränderung werden die Schlaftagebücher gemeinsam angeschaut.

Wenn Sie nun noch einmal an all die Tipps und Übungen denken, die wir gerade wiederholt haben: Wie gut ist es Ihnen in der vergangenen Woche gelungen, diese umzusetzen?

- *Wie war die Regelmäßigkeit der Bettgehzeiten?*
- *Was waren »gute« Nächte in der vergangenen Woche?*
- *Was war am Tag davor?*
- *Haben Sie tagsüber geschlafen?*
- *Was fällt Ihnen selbst auf beim Blick in Ihr Schlaftagebuch?*
- *Womit sind Sie zufrieden?*

FAZIT
Am Ende des Kurses sind nicht alle Schlafprobleme für immer gelöst. Es wird auch weiterhin Nächte geben, in denen Sie mit dem Schlaf zu kämpfen haben. Aber Sie haben nun eine ganze Reihe Ideen, wie Sie in Zukunft mit diesen Problemen umgehen können. Wir wissen, dass das nicht einfach ist. Es kostet sehr viel Kraft, unter schwierigen Umständen zu schlafen und Gewohnheiten zu verändern. Das Wichtigste ist für die Zukunft:
Bleiben Sie dran! Es lohnt sich, die gelernten Strategien regelmäßig anzuwenden. Der Schlaf kann sich damit auf lange Sicht stabilisieren.

Teil III: Sitzungsabschluss und Fest

1. Abschlussübung in der Gruppe

Einleitung

Die letzte offizielle Übung, die wir gemeinsam in dieser Gruppe machen wollen, soll die gleiche sein wie die erste, mit der wir diese Gruppe begonnen haben. Können Sie sich noch erinnern, was das erste war, was wir in der Gruppe gemeinsam gemacht haben bei unserem ersten Termin?

Die Teilnehmenden sollen selbst überlegen, evtl. kann die Leitung ihnen die Wolle zeigen, um ihnen auf die Sprünge zu helfen.

Lassen Sie uns zum Abschluss nochmals auf das Netz zurückkommen, das diese Gruppe automatisch zwischen Ihnen und uns als Menschen gespannt hat. Ein gemeinsames Problem hat Sie alle hier zusammengeführt. Aber über den Verlauf der Termine haben Sie viel mehr voneinander erfahren als nur die Schlafprobleme. Wir sind uns hier auch als Menschen begegnet. Wir haben gemeinsam trotz der schwierigen Themen auch gelacht und einander Hoffnung gemacht. Manch ein gemeinsames Interesse ist aufgekommen [Beispiele nennen, sofern bekannt]. Vielen fällt es anfangs sehr schwer, in eine Gruppe zu kommen – noch dazu mit privaten Problemen. Umso beeindruckender finde ich, wie Sie sich auf diese Gruppe eingelassen haben. Das zeigt, dass Sie alle eine große Stärke in sich tragen: Sie alle glauben daran, dass Ihre (Schlaf-)Probleme eine Lösung haben, Sie lassen sich nicht unterkriegen und haben viel gemeinsam ausprobiert. Lassen Sie uns diesen starken Seiten unserer Gruppe nochmals Raum geben. Das machen wir noch einmal mit der Woll-Übung aus der ersten Sitzung. Ich stelle diesmal aber etwas andere Fragen:

- *Runde 1: Was werden Sie in einem Jahr noch von der Gruppe und unseren Inhalten erinnern? Oder alternativ: Welche Übungen, welcher Satz aus der Gruppe wird Sie noch länger begleiten?*
- *Runde 2: Gibt es noch etwas, das Sie uns oder den anderen in der Gruppe mitgeben wollen? Einen Wunsch oder einen Dank oder etwas, das Ihnen auf dem Herzen liegt und Sie loswerden wollen, bevor wir die Gruppe beenden?*

Die Wolle wird wie in der Einstiegsübung von Person zu Person geworfen und ergibt somit erneut ein Netz zwischen allen Beteiligten. Die Gruppenleitung beginnt insbesondere die letzte Runde, die zweite Leitung beendet mit abschließenden bestärkenden Worten (evtl. an alle Teilnehmenden einzeln adressiert) und verweist erneut auf das Netz, dessen Verbindungen sowohl thematisch als auch menschlich durch die gemeinsame Gruppenzeit getragen hat.

2. Abschlussfest mit Verteilung der Schlafzertifikate

Zum Gruppenabschluss besteht die Möglichkeit, den Teilnehmenden ein Zertifikat für die Teilnahme an der STARS-Gruppe auszuteilen (s. Anhang und Onlinematerialien). Die Gruppe kann dann in entspannter und geselliger Atmosphäre ausklingen mit

- gemeinsamem Spielen
- gemeinsamem Essen und Teetrinken
- gemeinsamem Tanzen und Musizieren
- geselligem Beisammensein

Anmerkungen für die Gruppenleitung

Unserer Erfahrung nach ist es sehr empfehlenswert, die Abschlusssitzung wirklich als kleines Fest zu feiern, um noch einmal den Wirkfaktor der Gruppenkohäsion zu stärken und einen feierlichen Abschluss zu gestalten. Die Teilnehmenden beenden dann bestenfalls mit einem Gefühl des Stolzes und der Selbstwirksamkeit die Gruppe.

Es besteht die Möglichkeit, die Ergebnisse und Veränderungen der Schlaftagebücher in individuellen Terminen rückzumelden. Außerdem kann es gegebenenfalls sinnvoll sein, nach drei Monaten eine Booster-Sitzungen zu gestalten, um das Gelernte zu konsolidieren und den Übertrag in den Alltag zu sichern.

Anhang

Schlaftagebuch

In den Onlinematerialien stehen Schlaftagebücher in folgenden Sprachen zum Download zur Verfügung: Deutsch, Englisch, Französisch, Arabisch, Dari, Ukrainisch, Russisch und Türkisch. Den Zugangscode finden Sie ganz vorne in diesem Buch. Für Hinweise zur Anwendung siehe Kap. I 4.2

Datum/ Tag heute (beim Aufwachen)	**Beispiel**	**Montag**	**Dienstag**	**Mittwoch**	**Donnerstag**	**Freitag**	**Samstag**	**Sonntag**
1. Wie lange haben Sie gestern tagsüber geschlafen? (in Minuten)	*60 min*							
2. Haben Sie gestern Alkohol getrunken?	☐ *Ja* ☒ *Nein*	☐ *Ja* ☐ *Nein*	☐ *Ja* ☐ *Nein*	☐ *Ja* ☐ *Nein*	☐ *Ja* ☐ *Nein*	☐ *Ja* ☐ *Nein*	☐ *Ja* ☐ *Nein*	☐ *Ja* ☐ *Nein*
3. Haben Sie gestern Medikamente zum Schlafen genommen?	☒ *Ja* ☐ *Nein*	☐ *Ja* ☐ *Nein*	☐ *Ja* ☐ *Nein*	☐ *Ja* ☐ *Nein*	☐ *Ja* ☐ *Nein*	☐ *Ja* ☐ *Nein*	☐ *Ja* ☐ *Nein*	☐ *Ja* ☐ *Nein*
4. Um wie viel Uhr haben Sie gestern versucht zu schlafen?	*22:15 Uhr*							
5. Wie lange hat es gestern gedauert einzuschlafen? (in Minuten)	*45 min*							
6. Wie oft sind Sie letzte Nacht aufgewacht? (ohne das endgültige Aufwachen)	*3*							
7. Wie lang haben diese Wachzeiten (aus Frage 6) insgesamt gedauert?	*70 min*							
8. Wann sind Sie heute das letzte Mal aufgewacht?	*7:00 Uhr*							
9. Wann sind Sie heute aus dem Bett aufgestanden?	*7:30 Uhr*							
10. Hatten Sie letzte Nacht einen oder mehrere Alpträume?	☒ *Ja* ☐ *Nein*	☐ *Ja* ☐ *Nein*	☐ *Ja* ☐ *Nein*	☐ *Ja* ☐ *Nein*	☐ *Ja* ☐ *Nein*	☐ *Ja* ☐ *Nein*	☐ *Ja* ☐ *Nein*	☐ *Ja* ☐ *Nein*
11. Wie gut haben Sie letzte Nacht insgesamt geschlafen? 1 = sehr gut ☺ 2 = gut 3 = mittelmäßig 4 = schlecht 5 = sehr schlecht ☹	*5*							

Progressive Muskelrelaxation (PMR)

Setzen Sie sich bitte aufrecht auf Ihren Stuhl. Achten Sie darauf, dass Ihre Füße Bodenkontakt haben und fest auf dem Boden stehen. Um ruhig zu werden, konzentrieren Sie sich auf Ihre Atmung. Atmen Sie tief durch Ihre Nase ein und durch Ihren Mund aus. Versuchen Sie, Ihren persönlichen Atemrhythmus zu finden ... *[kurz warten]*

Konzentrieren Sie sich zuerst auf Ihre Hände und die Arme.

Spannen Sie die Hände und Arme an, indem Sie eine Faust bilden und auch die Oberarme anspannen. Achten Sie auf die Spannung in den Armen und Händen.

Halten Sie diese Spannung noch kurz ... *[einige Sekunden warten]*

Und nun lööösen Sie die Spannung und legen Sie Ihre Hände und Arme entspannt auf Ihre Oberschenkel. Atmen Sie ganz ruhig und fühlen Sie dabei, wie locker und entspannt sich die Muskulatur nun anfühlt. Vielleicht spüren Sie ein Kribbeln in Ihren Armen und Händen oder eine Wärme und Schwere ...

Nun ziehen Sie Ihre Schulter nach oben und spüren die Spannung in Ihren Schultern, im hinteren oberen Rücken.

Halten Sie diese Spannung noch kurz ...

Und nun lassen Sie die Schultern wieder nach unten fallen und lööösen Sie die Spannung ... Spüren Sie, wie die Schultern, der Nacken und Hals und der obere Rückenbereich locker und völlig entspannt sind, ganz locker, ganz entspannt.

Nun spannen Sie beim Einatmen Ihren Bauch an und kneifen Sie Ihre Pomuskulatur zusammen und spüren Sie diese Spannung ... Bleiben Sie noch etwas in dieser Spannung ...

Und nun lööösen Sie die Anspannung in Ihrem Bauch und dem Po. Konzentrieren Sie sich ganz auf die tiefe Entspannung und spüren Sie, wie locker die Muskulatur ist. Nehmen Sie einige tiefe Atemzüge: Einatmen durch die Nase ... Ausatmen durch den Mund ... Und noch einmal: Einatmen durch die Nase ... Ausatmen durch den Mund ...

Nun spannen Sie Ihre Oberschenkel, die Unterschenkel und die Füße an, indem Sie die Füße waagrecht nach oben strecken und die Fußspitzen anziehen ... Spüren Sie die Spannung in den Oberschenkeln, in den Waden und in den Füßen. Halten Sie die Spannung noch eine Weile und konzentrieren Sie sich auf die Spannung ...

Und nun lööösen Sie diese Spannung. Konzentrieren Sie sich darauf, wie Ihre Füße und Beine entspannt und gelöst sind. Atmen Sie auch jetzt wieder tief ein und aus ... Vielleicht werden Ihre Beine und Füße warm, vielleicht spüren Sie ein Kribbeln, das ist völlig in Ordnung. Spüren Sie die angenehme Schwere in Ihren Beinen und Füßen ...

Und nun spannen Sie Ihren gesamten Körper noch einmal an: Machen Sie eine Faust und spannen Sie Ihre Hände und Arme an, ziehen Sie Ihre Schultern nach oben und spannen Sie Ihre Schulter, den Nacken und oberen Rücken an, den Bauch und den Po, und strecken Sie auch die Füße noch einmal nach oben ... Spüren Sie und achten Sie auf die Anspannung in Ihrem gesamten Körper ...

Und nun lööösen Sie die gesamte Anspannung ... und spüren Sie die Entspannung in Ihren Armen und Händen, in Ihren Schultern, dem Nacken und Rücken, im Bauch und im Po, in den Beinen und Füßen ... Ihr gesamter Körper ist entspannt und locker ... Atmen Sie dabei tief ein ... und aus ... und konzentrieren Sie sich noch eine Weile auf die Entspannung, Wärme und angenehme Schwere Ihres Körpers. Sie sind ruhig, entspannt und locker ...

Tiefe Bauchatmung

Sie können die Augen leicht schließen oder einen Punkt vor sich auf dem Boden fokussieren, um sich besser auf Ihren entspannten Atem konzentrieren zu können. Achten Sie nun darauf, dass Sie tief, langsam und gleichmäßig atmen *[Sprechgeschwindigkeit verlangsamen, Pausen machen]*.

Wo in Ihren Atemwegen spüren Sie die Luft ein- und ausströmen? Bei jedem Atemzug strömt Luft durch die Nase, ... durch den Rachen und die Luftröhre, bis tief in Ihren Bauch ... und über denselben Weg oder vielleicht durch Ihren Mund und an den Lippen vorbei wieder hinaus. Achten Sie vor allem auf Ihre Ausatmung. Atmen Sie tief ein und laaangsam wieder vollständig aus. Lassen Sie sich Zeit bei der Ausatmung.

Man darf Ihre Atmung auch hören. Hören Sie zu, wie die Luft langsam und ruhig in Sie hinein- und wieder hinausströmt. Wie fühlt sich diese Atmung an? Spüren Sie einen Unterschied zu der Angstatmung von vorher? Wie wirkt sich das auf Ihren Körper und Ihr Wohlbefinden aus?

Nehmen Sie noch drei tiefe Atemzüge in Ihrem eigenen Tempo. Dann öffnen Sie die Augen und lassen Ihre Atmung wieder frei und wie von selbst fließen.

Imaginationsübung: »Der innere Garten«[8]

Vorbereitung und körperliche Verankerung

Setzen Sie sich entspannt, aber aufrecht auf Ihren Stuhl, spüren Sie Ihre Fußsohlen am Boden und Ihren Körper fest auf dem Stuhl. Legen Sie Ihre Hände locker auf Ihre Oberschenkel oder Knie. Kreisen Sie nun, wenn Sie mögen, den Kopf locker einmal von der einen zur anderen Seite. Ziehen Sie die Schultern einmal hoch zu den Ohren und lassen Sie sie dann entspannt wieder sinken.

Einleitung

Fokussieren Sie mit den Augen entspannt einen Punkt vor Ihnen auf dem Boden oder, wenn Sie mögen, schließen Sie Ihre Augen. Atmen Sie tief durch die Nase ein ... Und durch den geöffneten Mund wieder aus. Atmen Sie ein paar Mal tief ein und wieder aus ... Konzentrieren Sie sich gleich auf die Bilder, die vor Ihrem inneren Auge entstehen. Ich möchte mit Ihnen nun in einen Garten gehen oder einen Garten erschaffen, in dem Sie sich völlig sicher und geborgen fühlen können.

Imagination – Gestaltung des Gartens

Stellen Sie sich jetzt ein Stück Land vor, auf dem noch nichts wächst, oder stellen Sie sich den Garten vor, über den wir soeben gesprochen haben. Das Stück Land oder der Garten kann so klein sein wie ein Teppich oder so groß wie eine Parklandschaft, wie es Ihnen gerade stimmig erscheint ...

Nun bepflanzen und gestalten Sie Ihr Land/Ihren Garten nach Ihren Vorstellungen. Das, was Sie sich wünschen, wird sofort Wirklichkeit ...

Wenn Sie möchten, können Sie Ihren Garten mit einer dichten Hecke umpflanzen, vielleicht sogar mit dornigen Pflanzen, die Ihren Garten vor Blicken und Eindringlingen schützen. Es kann auch eine Mauer Ihren Garten umgeben. Oder aber Sie lassen die Grenzen ihres Gartens ganz frei, um den Blick in die Weite der Landschaft schweifen zu lassen ...

Vielleicht gibt es in Ihrem Garten ... *[Blumen, Gemüsebeete, Obstbäume und -sträucher, alte Bäume, Wald je nach Vorbesprechung integrieren].*

---

8 Angelehnt an: Huber, M. (2005). Der innere Garten. Ein achtsamer Weg zur persönlichen Veränderung. Paderborn: Junfermann

Zwischendurch an beliebiger Stelle

Vielleicht werden Sie während der Gestaltung Ihres Gartens abgelenkt oder die Gedanken schweifen ab. Das macht nichts. Wenn dem so ist und sie merken es, dann kehren Sie einfach wieder zu Ihrem Garten zurück. Sie können dort weitermachen, wo sie wollen.

[Weitere mögliche Elemente je nach Vorbesprechung in der Gruppe, z. B.:] Wenn Sie möchten, können Sie auch ein Gewässer anlegen, einen Teich oder einen Bach, einen Brunnen oder einen Swimmingpool ... Vielleicht möchten Sie Tiere in Ihrem Garten haben ...

Schaffen eines sicheren Ortes

Vielleicht hat Ihr Garten auch eine kleine Höhle oder ein Gartenhaus, in dem Sie bei Unwetter Schutz suchen können.

Wenn Sie möchten, können Sie sich einen Sitzplatz anlegen an einer gemütlichen Stelle Ihres Gartens. Vielleicht eine Bank, ein Liegestuhl, eine Hängematte oder eine Decke auf dem Boden?

Ruhe und Kraft tanken mit allen Sinnen

Und wenn Sie Ihren Garten dann so gestaltet haben, wie Sie ihn gerne hätten, dann können Sie sich irgendwo niederlassen und Ihren Garten genießen ...

Welche Farben umgeben Sie in Ihrem blühenden, gedeihenden Garten?

Welche Gerüche nehmen Sie in Ihrem Garten wahr?

(Optional: Vielleicht können Sie den Duft der Blüten, Gräser und Früchte riechen oder den der Blätter und Moose im Schatten der Bäume?)

Wie fällt das Licht durch die Blätter der Pflanzen in Ihrem Garten?

Welche Geräusche umgeben Sie in Ihrem Garten?

(Optional: Hören Sie den Wind leicht die Blätter bewegen oder Tiere einander rufen z. B. Grillen zirpen oder Vogelgezwitscher?)

Wie ist die Temperatur? Spüren Sie vielleicht eine angenehme Brise auf der Haut? Sie können hier ruhen und neue Kraft tanken ...

Verankerung mit dem Stein

Und während Sie ruhen und genießen, streichen Sie mit der Hand über den Boden an Ihrem Ruheplatz.

(Optional: Wie ist er beschaffen? Vielleicht ist da weiche Wiese oder Kiesel und Sand oder warmer Stein?)

Da spüren Sie zwischen Ihren Fingern einen kleinen Stein. Wie ist er beschaffen? Wie fühlt sich seine Oberfläche an? Wie ist seine Temperatur? ...

Sie beschließen, den Stein als Andenken an Ihren Garten mitzunehmen. So haben Sie jederzeit eine Erinnerung an diesen Ort vollständiger Ruhe und Sicherheit.

Genießen Sie mit dem Stein in der Hand noch einen kurzen Augenblick Ihren gesamten Garten. Sie können jederzeit in Ihren Garten zurückkehren.

Verabschieden Sie sich nun von ihm und verlassen ihn.

Kommen Sie dann mit Ihrer vollen Aufmerksamkeit zurück in diesen Raum.

Einstiegsübungen

1. METEORITEN-HAGEL[9]

Die Teilnehmenden stehen im Kreis. Man wirft nun einen Ball hin und her. Dadurch wird eine Reihenfolge festgelegt; es ist also wichtig, dass sich jede:r merkt, woher er den Ball erhalten hat und wohin er ihn wirft. Der Ball muss am Ende wieder bei der Spielleitung sein, und jede:r muss den Ball einmal gefangen und weitergegeben haben. An dieser Abfolge ändert sich nichts, d. h. der Ball wird im nächsten Durchgang in derselben Reihenfolge weitergegeben. Die Spielleitung nimmt nun einen zweiten, dritten, vierten ... Ball hinzu, gerne auch mit unterschiedlichen Größen um die Schwierigkeit zu erhöhen (Achtung aber vor Tennisbällen). Es können in etwa so viele Bälle eingesetzt werden, wie Teilnehmende im Kreis stehen.

2. KLATSCH-SPIEL

Alle Teilnehmenden stehen im Kreis. Ein Klatschsignal wird im Kreis weitergegeben, und dabei wird Blickkontakt mit dem Empfänger hergestellt. Nun gibt es verschiedene Varianten und Schwierigkeitsstufen, mit welchen Regeln das Klatschen weitergegeben wird:

1. Das Klatschen wird so schnell wie möglich im Kreis weitergegeben.
2. Ein zweites Klatschen folgt dem ersten Klatschen.
3. Das Klatschen kann die Richtung wechseln, indem Blickkontakt mit dem Nachbarn auf der anderen Seite hergestellt und mit den klatschenden Händen deutlich auf den Empfänger gezeigt wird.
4. Durch Doppelklatschen wird der Nachbar ausgelassen und das Klatschen an die zweite Person daneben weitergegeben.
5. Ein Teilnehmender kann einen Schritt zurücktreten, wenn er ausgelassen werden will. Das Klatschen zieht dann an ihm vorbei. Der Teilnehmende kann jederzeit wieder in den Kreis zurücktreten.

Die Varianten haben einen steigenden Schwierigkeitsgrad und können deshalb nacheinander durchgespielt werden. Das Spiel fördert die Konzentration und lockert die Stimmung auf.

---

9 Marwitz, M. (2016). *Verhaltenstherapeutische Gruppentherapie*. Göttingen: Hogrefe.

3. ZÄHLEN IN DER GRUPPE

Bei diesem Spiel geht es darum, in der Gruppe nach oben zu zählen, z. B. von 1 bis 20, ohne dass eine direkte Kommunikation darüber erfolgt, welcher Teilnehmende wann an der Reihe ist. Jeder Teilnehmende muss mindestens einmal eine Zahl sagen. Es ist nicht erlaubt, einfach im Kreis zu zählen. Falls zwei Teilnehmende gleichzeitig eine Zahl sagen, beginnt die Gruppe erneut, von vorne zu zählen. Die Gruppe muss sich nonverbal verständigen und eine eigene Strategie entwickeln, wer wann die nächste Zahl sagt. Mögliche Strategien sind z. B., dass ein Teilnehmender die Leitung übernimmt und stumm dirigiert. Alternativ kann auch der Zählende durch ein Signal (z. B. Blinzeln) anzeigen, wer als Nächstes an der Reihe sein sollte. Das Spiel fördert die Konzentration der Teilnehmenden und das Gruppengefühl. Nur gemeinsam kann das Ziel erreicht werden. Hierfür ist es wichtig, dass auf alle Gruppenmitglieder geachtet wird.

4. STRETCHING UND ABKLOPFEN

Für die Übung stehen alle Teilnehmenden im Kreis. Es ist wichtig, fest und stabil zu stehen, den Boden zu spüren. Nun sollen beide Arme abwechselnd lang nach oben gestreckt werden, als würde man Äpfel pflücken. Anschließend beugen wir uns vorn über, lassen Arme und Kopf hängen, Schultern und Arme lockern. Wir richten uns dann Wirbel für Wirbel wieder auf. Abschließend schütteln wir Gliedmaßen und Kopf locker aus. Die Übung kann gut zur körperlichen Aktivierung am Beginn einer Stunde oder zum Abschluss von intensiven, aufwühlenden Sitzungen genutzt werden.

5. GRUPPEN-WARM-UP FÜR DEN KÖRPER (UND GEIST)

Alle Teilnehmenden stehen in einem Kreis. Nun denkt sich nacheinander jeder eine körperliche Übung aus, und die Gruppe macht sie mit. Die Gruppenleitung beginnt dabei und macht z. B. ein einfaches Stretching des Kopfes vor, indem der Kopf leicht nach rechts und dann nach links gestretcht wird. Alle wiederholen die Übung für einige Sekunden, bevor von einem anderen Teilnehmenden die nächste Übung eingeführt wird.

6. RESSOURCEN-PANTOMIME

Die Teilnehmenden stellen pantomimisch im Kreis eine Aktivität dar, die sie gerne machen (z. B. Fußball, Fahrradfahren, Kochen etc.). Die Gruppe errät diese gemeinsam.

Anmerkung: Pantomime-Übungen können eine gewisse Scham hervorrufen und sollten deshalb nur in Gruppen angeleitet werden, in denen bereits eine hohe Gruppenkohäsion besteht. Auch bei sehr depressiven Teilnehmenden kann die freiere Pantomime-Übung herausfordernd sein, und es bietet sich ggf. eine strukturiertere Übung an.

7. DER UNSICHTBARE BALL (PANTOMIME)[10]

Die Teilnehmenden stehen im Kreis. Die Aufgabe ist, einen »unsichtbaren Ball« hin- und herzuspielen. Jedes Gruppenmitglied darf sich hierfür die Größe, das Gewicht und das Aussehen des Balls selbst ausdenken. Ein Teilnehmender schießt z. B pantomimisch einen Fußball zum nächsten, der andere nimmt den Fußball mit dem Fuß an, und schlägt anschließend einen Tennisball mit einem imaginativen Schläger zum Nächsten usw. Die Gruppenleitung sollte als Modell besonders expressiv verschiedene Bälle spielen. Es geht hin und her, bis keine neuen Ballvarianten mehr gefunden werden und alle Teilnehmenden an der Reihe waren.

8. PLATZWECHSEL

Alle Teilnehmenden sitzen im Stuhlkreis, ein Stuhl fehlt. Die Gruppenleitung steht zu Beginn in der Mitte des Kreises und ruft verschiedene Kommandos in die Gruppe, z. B. »Alle, die auch gerade müde sind, wechseln den Platz«. Anschließend tauschen alle die Plätze, für die das Kommando zutrifft, wobei die in der Mitte stehende Person versucht, ebenfalls einen Platz zu erwischen. Die Person, die nun in der Mitte steht, denkt sich das nächste Kommando aus. In den Eingangsrunden können auch einige Kommandos von der Gruppenleitung angeleitet werden, damit diese inhaltlich in das Thema der Stunde einführen und Gemeinsamkeiten zwischen den Teilnehmenden aufzeigen.

9. DER ZWEIBEINIGE STUHL[11]

Alle Teilnehmenden stehen neben ihrem Stuhl im Stuhlkreis. Jeder Stuhl wird mit nur einer Hand des hinter ihm stehenden Gruppenmitgieds auf zwei Beinen gehalten.

Die Aufgabe ist nun, dass sich alle Teilnehmenden von einem Stuhl zum Nächsten fortbewegen, die Stühle aber nicht in ihre normale Position zurückfallen dürfen, sondern immer die Zweibeinposition behalten müssen. Dabei darf der Stuhl auch vom nachfolgenden Spieler immer nur mit einer Hand gehalten werden. Das Spiel ist beendet, wenn jeder wieder seinen ursprünglichen Stuhl erreicht hat.

10. WORT-ASSOZIATIONSKETTEN

In der Übung soll ein lockeres Assoziieren in der Gruppe praktiziert werden zu zufälligen oder schlafrelevanten Themen. Z. B. beginnt die Gruppenleitung mit dem Begriff »Bett« und jeder Teilnehmende in der Runde assoziiert dazu ein Wort, das ihm oder ihr dazu einfällt, z. B. »gemütlich«, oder »warm«. Ein Ball kann dabei von Person zu Person geworfen werden. Wenn alle sich

---

10 Marwitz, M. (2016). *Verhaltenstherapeutische Gruppentherapie*. Göttingen: Hogrefe.
11 ebd.

geäußert haben, wird ein nächster Begriff in die Runde geworfen, wie z. B. »Traum« oder auch nicht-schlafbezogene Begriffe wie »Essen«. Die Übung kann als Einführung in ein Thema genutzt werden, indem die verschiedenen Assoziationen hierzu gesammelt werden, oder auch als Wiederholung für ein Thema. Zudem lernen sich die Teilnehmenden durch die Übung etwas kennen. Die Übung kann zu einem frühen Zeitpunkt im Aufbau der Gruppenkohäsion überfordern und ist sprachlich zudem anspruchsvoll. Sie sollte folglich überlegt eingesetzt werden.

Zertifikat

In den umfangreichen Onlinematerialien steht dieses Zertifikat zum Download zur Verfügung. Den Zugangscode finden Sie ganz vorne in diesem Buch.

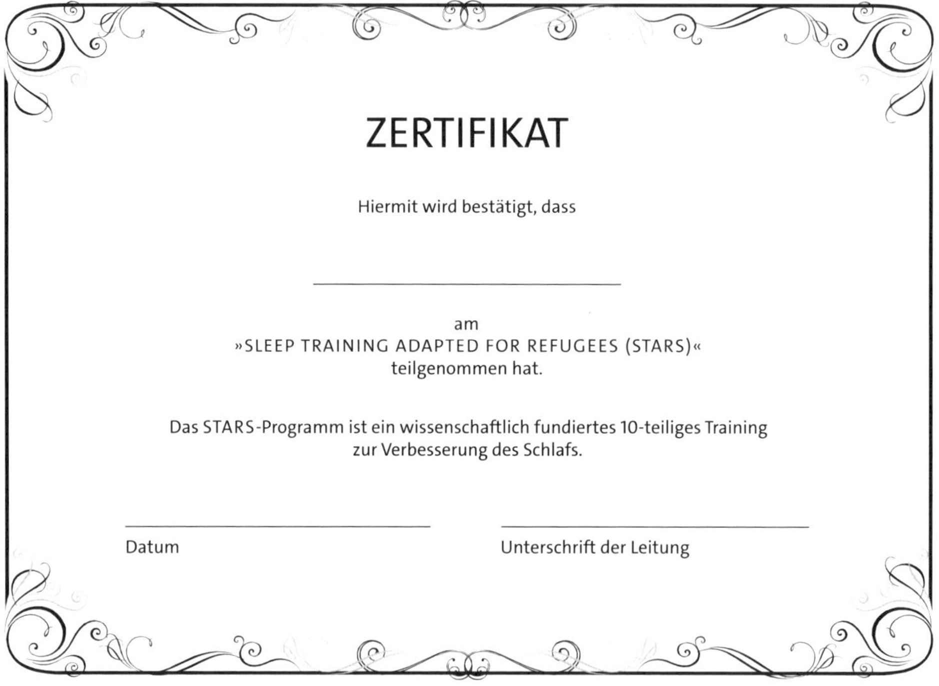

ZERTIFIKAT

Hiermit wird bestätigt, dass

____

am
»SLEEP TRAINING ADAPTED FOR REFUGEES (STARS)«
teilgenommen hat.

Das STARS-Programm ist ein wissenschaftlich fundiertes 10-teiliges Training
zur Verbesserung des Schlafs.

________________________ ________________________

Datum Unterschrift der Leitung

Literatur

Abdallah-Steinkopff, B., Gavranidou, M. & Kahraman, B. (2022). *Heimweh und Heimatlosigkeit im Fokus von Beratung und Therapie.* Göttingen: Vandenhoeck & Ruprecht.

Ahlheim, H. (2018). *Der Traum vom Schlaf im 20. Jahrhundert* – Wissen, Optimierungsphantasien und Widerständigkeit. Göttingen: Wallstein.

Akintola, O. (16. April 2021). München, eine schlaflose Stadt. Kolumne der *Süddeutschen Zeitung*, abgerufen am 05.05.23 unter: https://www.sueddeutsche.de/muenchen/muenchen-kolumne-schlafprobleme-1.5265916

American Academy of Sleep Medicine (2014). *International Classification of Sleep Disorders – Third Edition (ICSD-3)*, abgerufen am 05.05.23 unter: http://www.aasmnet.org/library/default.aspx?id=9

American Psychiatric Association (2013). *Diagnostic and statistical manual of mental disorders (DSM-5®).* American Psychiatric Publishing.

Arbeitsgemeinschaft für Methodik und Dokumentation in der Psychiatrie (AMDP) (Hrsg.). (2007). *Das AMDP-System,* 8.,überarb. Aufl., Göttingen: Hogrefe.

Baglioni, C., Nanovska, S., Regen, W., Spiegelhalder, K., Feige, B., Nissen, C., Reynolds, C. F. & Riemann, D. (2016). Sleep and mental disorders: A meta-analysis of polysomnographic research. *Psychological Bulletin, 142*(9), 969–990.

Barone, D. A. (2020). Dream enactment behavior: a real nightmare. A review of PTSD, RBD, and trauma-associated sleep disorder. *Journal of Clinical Sleep Medicine, 16*(11), 1943–1948.

BBC News Africa (2015, 07. Mai) *Meet the Night Runners – BBC Africa Eye documentary.* Abgerufen am 05.05.23 unter: https://www.youtube.com/watch?v=-wCfTAa-w4Y

Biggs, Q. M., Ursano, R. J., Wang, J., Wynn, G. H., Carr, R. B. & Fullerton, C. S. (2020). Post traumatic stress symptoms variation associated with sleep characteristics. *BMC Psychiatry, 20*(174).

Blackmore, R., Boyle, J. A., Fazel, M., Ranasinha, S., Gray, K.M., Fitzgerald, G., Misso, M. & Gibson-Helm, M. (2020). The prevalence of mental illness in refugees and asylum seekers: A systematic review and metaanalysis. *PLoS Med, 17*(9), e1003337.

Böhnisch, L. (2016). Zum Verhältnis der Konzepte Lebensweltorientierung und Lebensbewältigung. In Grunwald, K. & Thiersch, H. (Hrsg.). *Praxishandbuch Lebensweltorientierte Soziale Arbeit. Handlungszugänge und Methoden in unterschiedlichen Arbeitsfeldern* (3. Aufl.), Weinheim: Beltz Juventa, S. 531–536.

Borbély, A. A. (1982). A two process model of sleep regulation. *Human Neurobiology, 1*(3), 195–204.

Borbély, A. A., Daan, S., Wirz-Justice, A. & Deboer, T. (2016). The two-process model of sleep regulation: a reappraisal. *Journal of Sleep Research, 25*(2), 131–143.

Borke, J., Schiller, E., Schöllhorn, A. & Kärtner, J. (2015). *Kultur – Entwicklung – Beratung.* Göttingen: Vandenhoeck & Ruprecht.

Colvonen, P. J. et al. (2019). Recent Advancements in Treating Sleep Disorders in Co-Occurring PTSD, *Current Psychiatry Reports. 20*(7), 48.

Davis, J. L., & Wright, D. C. (2007). Randomized clinical trial for treatment of chronic nightmares in trauma-exposed adults. *Journal of Traumatic Stress, 20*(2), 123–133.

de Macêdo, T. C. F., Ferreira, G. H., de Almondes, K. M., Kirov, R. & Mota-Rolim, S. A. (2019). My dream, my rules: can lucid dreaming treat nightmares? *Frontiers in Psychology, 10,* 2618.

Depner, C. M., Stothard, E. R. & Wright, K.P., Jr (2014). Metabolic consequences of sleep and circadian disorders, *Current Diabetes Reports. 14*(7), 507.

Dietch, J. R., Taylor, D. J., Pruiksma, K., Wardle-Pinkston, S., Slavish, D. C., Messman, B., Estevez, R., Ruggero, C. J. & Kelly, K. (2021). The Nightmare Disorder Index: Development and initial validation in a sample of nurses. *Sleep, 44*(5), zsaa254.

Drexl, K., Kunze, A. E. & Werner, G. G. (2019). The German version of the Fear of Sleep Inventory – Short Form: A psychometric study. *European Journal of Trauma & Dissociation, 3*, 221–228.

Dumser, B., Werner, G. G., Ehring, T. & Koch, T. (2023). Behandlung von Schlafstörungen bei Geflüchteten: Das »Sleep Training adapted for Refugees« – STARS: Entwicklung und erste Erfahrungen. *Verhaltenstherapie und psychosoziale Praxis, 55*, 23–35.

E. B. (2001). Diagnose »Mittagsmüdigkeit«: Schlaflos im Büro. *Deutsches Ärzteblatt, 98*(14), 84.

Frankl, V. E. (1977). *… trotzdem Ja zum Leben sagen. Ein Psychologe erlebt das Konzentrationslager.* München: dtv.

Franzen, P. L. & Buysse, D. J. (2008). Sleep disturbances and depression: risk relationships for subsequent depression and therapeutic implications. *Dialogues in Clinical Neuroscience, 10*(4), 473–481.

Frase, L., Hertenstein, E. & Nissen, C. (2016). Wie kann die State-of-the-Art-Therapie für Insomnie verbessert werden? *DNP – Der Neurologe und Psychiater, 17*(4), 23–24.

Gerber, M., Lang, C., Lemola, S., Colledge, F., Kalak, N., Holsboer-Trachsler, E. … & Brand, S. (2016). Validation of the German version of the insomnia severity index in adolescents, young adults and adult workers: results from three cross-sectional studies. *BMC psychiatry, 16*(1), 174.

Germain, A., Buysse, D. J., Nofzinger, E. (2008). Sleep-specific mechanisms underlying posttraumatic stress disorder: integrative review and neurobiological hypotheses. *Sleep Medicine Reviews 2008, 12*(3), 185–195.

Gieselmann, A., Ait Aoudia, M., Carr, M., Germain, A., Gorzka, R., Holzinger, B., Kleim, B., Krakow, B., Kunze, A. E., Lancee, J., Nadorff, M. R., Nielsen, T., Riemann, D., Sandahl, H., Schlarb, A. A., Schmid, C., Schredl, M., Spoormaker, V. I., Steil, R., van Schagen, A. M., … Pietrowsky, R. (2019). Aetiology and treatment of nightmare disorder: State of the art and future perspectives. *Journal of sleep research, 28*(4), e12820.

Gilbert, K. S., Kark, S. M., Gehrman, P., & Bogdanova, Y. (2015). Sleep disturbances, TBI and PTSD: Implications for treatment and recovery. *Clinical psychology review, 40*, 195–212.

Goerke, M., Muller, N. G. & Cohrs, S. (2017). Sleep-dependent memory consolidation and its implications for psychiatry. *Journal of neural transmission, 124*(Suppl 1), 163–178.

Harvey, A. G. (2008). Insomnia, psychiatric disorders, and the transdiagnostic perspective. *Current Directions in Psychological Science, 17*(5).

Harvey, A. G. & Buysse, D. J. (2017). *Treating sleep problems: A transdiagnostic approach.* New York: Guilford.

Hedström, A. K., Bellocco, R., Hössjer, O., Ye, W., Lagerros, Y. T., & Akerstedt, T. (2021). The relationship between nightmares, depression and suicide. *Sleep Medicine, 77*, 1–6.

Hinsch, R. & Pfingsten, U. (2007). *Gruppentraining sozialer Kompetenzen.* Weinheim: Beltz PVU.

Hinton, D. E., Pich, V., Chhean, D., Pollack, M. H. & McNally, R. J. (2005). Sleep paralysis among Cambodian refugees: association with PTSD diagnosis and severity. *Depression and Anxiety, 22*, 47–51.

Hinz, A., Glaesmer, H., Brähler, E., Löffler, M., Engel, C., Enzenbach, C., … & Sander, C. (2017). Sleep quality in the general population: psychometric properties of the Pittsburgh Sleep Quality Index, derived from a German community sample of 9284 people. *Sleep Medicine, 30*, 57–63.

Huber, M. (2005). *Der innere Garten. Ein achtsamer Weg zur persönlichen Veränderung.* Paderborn: Junfermann.

Hughes, K. C. & Shin, L. M. (2011). Functional neuroimaging studies of post-traumatic stress disorder. *Expert review of neurotherapeutics, 11*(2), 275–285.

Iber, C., Ancoli-Israel, S., Chesson, A. L. & Quan, S. F. (2007). *The AASM Manual for the Scoring of Sleep and Associated Events: Rules, Terminology and Technical Specifications.* Westchester: American Academy of Sleep Medicine.

Inman, D. J., Silver, S. M. & Doghramji, K. (1990). Sleep disturbance in post-traumatic stress disorder: A comparison with non-PTSD insomnia. *Journal of Traumatic Stress, 3*(3), 429–437.

Jähne, A., Unbehaun, T. & Riemann, D. (2013a). Der Zusammenhang zwischen Sucht und Schlaf: »Legale« Drogen. *Sucht, 59*(1), 25–37.

Jähne, A., Unbehaun, T. & Riemann, D. (2013b). Der Zusammenhang zwischen Sucht und Schlaf: »Illegale« Drogen. *Sucht, 59*(2), 69–80.

Jalal, B. (2016). How to make the ghosts in my bedroom disappear? Focused-attention meditation combined with muscle relaxation (MR Therapy) – a direct treatment intervention for sleep paralysis. *Frontiers in Psychology, 7*, 28.

Janhsen, K., Roser, P. & Hoffmann, K. (2015). The problems of long-term treatment with benzodiazepines and related substances: Prescribing practice, epidemiology, and the treatment of withdrawal. *Deutsches Ärzteblatt International, 112*(1–2), 1.

Khurana, D. S. & Carvalho, K. S. (2020). Parasomnia. *Sleep Medicine and Mental Health*, 235–258.

Koch, T. & Liedl, A. (2019). *STARK: Skills-Training zur Affektregulation – ein kultursensibler Ansatz. Therapiemanual für Menschen mit Flucht- und Migrationshintergrund.* Stuttgart: Schattauer.

Krause, A. J., Simon, E. B., Mander, B. A., Greer, S. M., Saletin, J. M., Goldstein-Piekarski, A. N. & Walker, M. P. (2017). The sleep-deprived human brain. *Nature Reviews. Neuroscience, 18*(7), 404–418.

Kryger, M. H., Roth, T. & Dement, W. C. (Hrsg.). (2011). *Principles and Practice of Sleep Medicine* (5. Aufl.), Elsevier Saunders.

Lancee, J. & Spoormaker, V. I. (2006). *Alter your nightmares. A self-help method for adults with nightmares.* Utrecht: University of Utrecht.

Lieb, K. & Frauenknecht, S. (Hrsg.). (2019). *Intensivkurs Psychiatrie und Psychotherapie.* (9. Auf.), Urban & Fischer (Elsevier) .

Lies, J., Mellor, A., Jobson, L. & Drummond, S. P. A. (2019). Prevalence of sleep disturbance and its relationships with mental health and psychosocial issues in refugees and asylum seekers attending psychological services in Australia. *Sleep Health, 5*, 335–343.

Marwitz, M. (2016). *Verhaltenstherapeutische Gruppentherapie: Grundlagen und Praxis.* Göttingen: Hogrefe.

Mika, J., Abdallah-Steinkopff, B. & Gavranidou, M. (2015). Die Exploration der Krankheitskonzepte von Flüchtlingen bezüglich ihrer Posttraumatischen Belastungsstörung. *Psychotherapeutenjournal, 14*(2), 134–145.

Miller, K. E., Brownlow, J. A., Woodward, S. & Gehrman, P. R. (2017). Sleep and dreaming in posttraumatic stress disorder. *Current Psychiatry Reports, 19*(71).

Ohayon, M. M. (2002). Epidemiology of insomnia: what we know and what we still need to learn. *Sleep Medicine Reviews, 6*(2), 97–111.

Ohayon, M. M. & Reynolds, C. F. (2009). Epidemiological and clinical relevance of insomnia diagnosis algorithms according to the DSM-IV and the International Classification of Sleep Disorders (ICSD). *Sleep Medicine, 10*(9), 952–960.

Olunu, E., Kimo, R., Onigbinde, E. O., Akpanobong, M. U., Enang, I. E., Osanakpo, M., Monday, I. T., Otohinoyi, D. A. & John Fakoya, A. O. (2018). Sleep paralysis, a medical condition with a diverse cultural interpretation. *International Journal of Applied and Basic Medical Research; 8*, 137–142.

Passig, K. (2013). Körpertechniken des Schlafens. *Unveröffentlichtes Manuskript für das SZ-Magazin.* Abgerufen am 05.05.23 unter: https://docs.google.com/document/d/1UQUyn NzjJCzB079odDrxg_j_PJMAXVpAVrLnAsiPJt8/edit

Pietrowsky, R. (2011). Albträume. In D. Schulte, K. Hahlweg, J. Margraf, W. Rief & D. Vaitl (Hrsg.), *Fortschritte der Psychotherapie* (Band 46), Göttingen: Hogrefe.

Poschmann & Competence Center for Transcultural Psychiatry (2017). *Treatment Manual for Imagery Rehearsal Therapy*. Unveröffentlichtes Manuskript.

Pruiksma, K. E., Taylor, D. J., Wachen, J. S., Mintz, J., Young-McCaughan, S., Peterson, A. L., Yarvis, J. S., Borah, E. V., Dondanville, K. A., Litz, B. T., Hembree, E. A. & Resick, P. A. (2016). Residual sleep disturbances following PTSD treatment in active duty military personnel. *Psychological trauma: theory, research, practice and policy, 8*(6), 697–701.

Riemann, D., Baum, E., Cohrs, S., Crönlein, T., Hajak, G., Hertenstein, E., Klose, P., Langhorst, J., Mayer, G., Nissen, C., Pollmächer, T. et al. (2017). S3-Leitlinie Nicht erholsamer Schlaf/Schlafstörungen. *Somnologie, 21*(1), 2–44.

Riemann, D. & Backhaus, J. (1996). *Behandlung von Schlafstörungen*. Weinheim: Beltz.

Riemann, D., Krone, L. B., Wulff, K. & Nissen, C. (2020). Sleep, insomnia, and depression. *Neuropharmacology, 45*, 74–89.

Riemann, D., Spiegelhalder, K., Feige, B., Voderholzer, U., Berger, M., Perlis, M. & Nissen, C. (2010). The hyperarousal model of insomnia: a review of the concept and its evidence. *Sleep Medicine Reviews, 14*(1), 19–31.

Roenneberg, T., Pilz, L. K., Zerbini, G. & Winnebeck, E. C. (2019). Chronotype and Social Jetlag: A (Self-)Critical Review. *Biology, 8*(3), 54.

Roenneberg, T., Keller, L. K., Fischer, D., Matera, J. L., Vetter, C. & Winnebeck, E. C. (2015). *Human Activity and Rest In Situ*. Methods in Enzymology, 552, 257–283.

Sandahl, H., Vindbjerg, E. & Carlsson, J. (2017). Treatment of sleep disturbances in refugees suffering from post-traumatic stress disorder. *Transcultural Psychiatry, 54*(5–6), 806–823.

Schredl, M. (2021). Parasomnias. In *Practice of Sleep Medicine* (S. 197–217). Cham: Springer.

Sharpless, B. A. (2016). A clinician's guide to recurrent isolated sleep paralysis. *Neuropsychiatric Disease and Treatment, 12*, 1761–1767.

Simon, L., Reimann, J., Steubl, L. S., Stach, M., Spiegelhalder, K., Sander, L. B., Baumeister, H., Messner, E.-M. & Terhorst, Y. (2022). Help for insomnia from the app store? A standardized rating of mobile health applications claiming to target insomnia. *Journal of Sleep Research*, e13642.

Sinha, S. S. (2016). Trauma-induced insomnia: A novel model for trauma and sleep research. *Sleep Medicine Reviews, 25*, 74–83.

Spanhel, K., Hovestadt, E., Lehr, D., Spiegelhalder, K., Baumeister, H., Bengel, J. & Sander, L. B. (2022). Engaging Refugees With a Culturally Adapted Digital Intervention to Improve Sleep: A Randomized Controlled Pilot Trial. *Frontiers in Psychiatry, 13*.

Spiegelhalder, K., Backhaus, J. & Riemann, D. (2011). Schlafstörungen. In D. Schulte, K. Hahlweg, J. Margraf, & D. Vaitl (Hrsg.). *Fortschritte der Psychotherapie* (Band 7, 2. Aufl.). Göttingen: Hogrefe.

Spielman, A. J., Caruso, L. S. & Glovinsky, P. B. (1987). A behavioral perspective on insomnia treatment. *The Psychiatric Clinics of North America, 10*(4), 541–553.

Spoormaker, V. I. & Montgomery, P. (2008). Disturbed sleep in post-traumatic stress disorder: secondary symptom or core feature? *Sleep Medicine Reviews, 12*(3), 169–184.

Staub-Bernasconi, S. (2018). *Soziale Arbeit als Handlungswissenschaft. Soziale Arbeit auf dem Weg zu kritischer Professionalität* (2. Aufl.), Opladen & Toronto: Budrich.

Stuck, B., Maurer, J. T., Schlarb, A., Schredl, M. & Weeß, H.-G. (Hrsg.). (2018). *Praxis der Schlafmedizin – Diagnostik, Differentialdiagnostik und Therapie bei Erwachsenen und Kindern* (3. Aufl.), Berlin & Heidelberg: Springer.

Talbot, L. S., Maguen, S., Metzler, T. J., Schmitz, M., McCaslin, S. E., Richards, A., Perlis, M. L., Posner, D. A., Weiss, B., Ruoff, L., Varbel, J. & Neylan, T. C. (2014). Cognitive behavioral therapy for insomnia in posttraumatic stress disorder: a randomized controlled trial. *Sleep, 37*(2), 327–341.

Thünker, J. & Pietrowsky, R. (2021). *Alpträume. Ein Therapiemanual* (2. Aufl.). Göttingen: Hogrefe.

Van Someren, E. J. (2021). Brain mechanisms of insomnia: new perspectives on causes and consequences. *Physiological Reviews, 101*(3), 995–1046.

Voderholzer, U. & Hohagen, F. (2020). *Therapie psychischer Erkrankungen* (15. Aufl.), München: Urban & Fischer (Elsevier).

Walker, M. P. & van der Helm, E. (2009). Overnight therapy? The role of sleep in emotional brain processing. *Psychological Bulletin, 135*(5), 731–748.

Werner, G. G., Göhre, I., Takano, K., Ehring, T., Wittekind, C. E. & Stefanovic, M. (2022). Temporal Associations Between Trauma-Related Sleep Disturbances and Posttraumatic Stress Disorder (PTSD): An Experience Sampling Study. *Journal of Psychological Trauma*. 10.1037/tra0001386.

Werner, G. G., Riemann, D. & Ehring, T. (2021). Fear of Sleep and Trauma-Induced Insomnia: A Review and Conceptual Model. *Sleep Medicine Reviews, 55*, 101383.

World Health Organization (2004). *ICD-10: International classification of diseases and related health problems* (10. Aufl.). World Health Organization.

Youngren, W. A., Hamilton, N. A. & Preacher, K. J. (2020). Assessing triggers of posttrauma nightmares. *Journal of Traumatic Stress, 33*(4), 511–520.

Zayfert, C. & DeViva, J. C. (2004). Residual insomnia following cognitive behavioral therapy for PTSD. *Journal of Traumatic Stress, 17*, 69.